主 编 ［法］吉赛尔·皮克林（Gisèle Pickering）

　　　　［荷］桑德拉·兹瓦哈伦（Sandra Zwakhalen）

　　　　［加］莎朗·卡萨莱宁（Sharon Kaasalainen）

主 译 贾云洋　彭伶丽

主 审 吴新宝　杨明辉

老年人疼痛管理：
护理视角

Pain Management in Older Adults：
A Nursing Perspective

北京科学技术出版社

Springer

First published in English under the title
Pain Management in Older Adults: A Nursing Perspective, edition: 1
edited by Gisèle Pickering, S. Zwakhalen and Sharon Kaasalainen
Copyright © Springer International Publishing AG, part of Springer Nature, 2018 *
This edition has been translated and published under licence from Springer Nature
Switzerland AG.

著作权合同登记号　图字：01-2024-5843

图书在版编目（CIP）数据

老年人疼痛管理：护理视角 / （法）吉赛尔·皮克
林，（荷）桑德拉·兹瓦哈伦，（加）莎朗·卡萨莱宁主编；
贾云洋，彭伶丽主译 . -- 北京：北京科学技术出版社，
2025. -- ISBN 978-7-5714-4305-4

Ⅰ . R473.59

中国国家版本馆 CIP 数据核字第 20242S003B 号

责任编辑：杨　帆		网　　址：www.bkydw.cn	
责任校对：贾　荣		印　　刷：北京顶佳世纪印刷有限公司	
图文制作：北京永诚天地艺术设计有限公司		开　　本：889 mm×1194 mm　1/16	
责任印制：吕　越		字　　数：250 千字	
出 版 人：曾庆宇		印　　张：10.5	
出版发行：北京科学技术出版社		版　　次：2025 年 2 月第 1 版	
社　　址：北京西直门南大街 16 号		印　　次：2025 年 2 月第 1 次印刷	
邮政编码：100035		ISBN 978-7-5714-4305-4	
电　　话：0086-10-66135495（总编室）			
0086-10-66113227（发行部）			

定　　价：128.00 元

审译者名单

主　译

　　贾云洋　　首都医科大学附属北京积水潭医院

　　彭伶丽　　中南大学湘雅医院

副主译

　　胡三莲　　上海市第六人民医院

　　高　远　　中国人民解放军总医院第一医学中心

　　宁　宁　　四川大学华西医院

主　审

　　吴新宝　　首都医科大学附属北京积水潭医院

　　杨明辉　　首都医科大学附属北京积水潭医院

秘　书

　　梁小芹　　首都医科大学附属北京积水潭医院

协助机构

　　中国脆性骨折联盟

　　北京积水潭医院（国家骨科医学中心）骨科专科联盟 –

　　　骨科加速康复外科（ERAS）分联盟

　　北京医学会创伤分会护理学组

　　北京围手术期医学学会老年骨科护理与康复专业委员会

审译者（以姓氏笔画为序）

毛梓瑾	首都医科大学附属北京积水潭医院
公茂琪	首都医科大学附属北京积水潭医院
孔　丹	中国人民解放军总医院第一医学中心
宁　宁	四川大学华西医院
刘亚波	首都医科大学附属北京积水潭医院
李　宁	首都医科大学附属北京积水潭医院
李　庭	首都医科大学附属北京积水潭医院
杨明辉	首都医科大学附属北京积水潭医院
吴新宝	首都医科大学附属北京积水潭医院
何　丹	上海市第六人民医院
余　斌	南方医科大学南方医院
张　萍	南方医科大学南方医院
张亚琴	北京积水潭医院郑州医院
张诗琪	唐山中心医院
陈亚萍	中国医学科学院北京协和医院
陈佳丽	四川大学华西医院
果欣欣	首都医科大学附属北京积水潭医院
孟　露	北京积水潭医院贵州医院
赵宏伟	内蒙古医科大学第二附属医院
赵树山	中南大学湘雅医院
胡三莲	上海市第六人民医院
查晔军	首都医科大学附属北京积水潭医院
姜　耀	首都医科大学附属北京积水潭医院
贾云洋	首都医科大学附属北京积水潭医院
殷文靖	上海市第六人民医院
高　远	中国人民解放军总医院第一医学中心
黄女桐	中南大学湘雅医院
梁小芹	首都医科大学附属北京积水潭医院
梁向党	中国人民解放军总医院第一医学中心
彭伶丽	中南大学湘雅医院
董玉雷	中国医学科学院北京协和医院
霍　妍	首都医科大学附属北京积水潭医院

中文版序言一

This book is part of the *Perspectives in Nursing Management and Care for Older People* series. The aim of the series is to provide a comprehensive guide to nursing management and care for older adults, addressing specific older-person-centred problems and needs that can be influenced by nurses and allied health professionals. It provides a unique resource for practitioners, enabling them to provide high-quality care for older adults in all care settings. The respective volumes are designed to provide accessible information for evidence-based management and care, as well as a wealth of practical guidance and advice.

Demographic trends vary globally, depending on geopolitical, economic, social, environmental, and cultural circumstances. Rapid development in many countries, especially in Asia and Latin America, is resulting in high-speed change in population demographics and life styles that significantly affect the experiences and wellbeing of older people as well as their access to family support and social care. This book series, therefore, offers seminal texts for nurses and allied health professionals working with older adults across the globe, and in all settings in which older people receive care. Through the ongoing translation of these books into other languages besides the original English, it is hoped that each will be more likely to spread the evidence-based knowledge, and subsequent development of healthcare practice across physical, social, and cultural boundaries.

The current catalogue of books in the series includes titles focused on understanding ageing, nutritional care and management, nursing older people with arthritis and rheumatological conditions, and fragility fracture and orthogeriatric care. Most, if not all, of these books discuss pain as part of the topic area.

Pain is a universal experience – it affects all of us. As we age, however, pain becomes an increasingly common encounter. Older adults experience more disease, injury, psychological distress, and need for social care than other sectors of the population. They are also more likely to be vulnerable than younger adults and have their needs for social care unmet.

The recognition and management of pain, both acute and chronic, is not only a clinical imperative: unmanaged or poorly managed pain negatively impacts on both healthcare outcomes and quality of life. It is also a moral priority: pain, especially chronic pain, is a common cause of suffering in later life and the alleviation of suffering is one of the primary aims of both health care and nursing. We hope that nurses and other health professionals using this book and the others in the series will integrate the ideas and recommendations into their own efforts as well as those of the teams in which they work to improve the lives of older people in their care.

KL MeAz.

Scoty Th

2024

这本书是《老年人护理管理：护理视角》系列之一。该系列旨在为老年人的护理管理和护理工作提供全面的指导，帮助护士和其他医疗保健专业人员解决以老年人为中心的各种具体问题与需求。它为从业人员提供了一种宝贵的资源，使他们能够在所有护理环境中为老年人提供高质量的护理。每本书都基于循证理念，为读者提供了易于获取的信息，并给出了大量的实用指导和建议。

人口趋势在全球范围内因政治、经济、社会、环境和文化的不同而有所差异。许多国家，特别是亚洲和拉丁美洲的国家正在快速发展，导致人口结构和生活方式快速发生变化，这对老年人的生活体验、福祉，以及他们获得家庭支持、社会照护的机会产生了显著影响。因此，该系列书为全球所有从事老年护理的护士和其他医疗保健专业人员提供了重要的资料。借由将这些书从英语翻译成其他语言的机会，希望能够传播循证知识，并跨越物理、社会和文化界限，推动医疗实践的后续发展。

目前，该系列书主要包括衰老、营养护理与管理、关节炎和风湿病老年患者的护理、脆性骨折以及老年骨科护理等方面的内容。其中大部分都将疼痛作为主题之一进行了讨论。

疼痛是一种普遍的体验，几乎影响着我们每一个人。随着年龄的增长，人们遭遇疼痛的情况愈发频繁。老年人更易患病、受伤、出现心理困扰，而且需要更多的社会照护。与年轻人相比，他们可能处于弱势地位，而且他们对社会照护的需求也可能得不到满足。

急、慢性疼痛的识别和管理是临床上的迫切需求，未得到管理或管理不善的疼痛会对治疗效果和生活质量产生负面影响。从道德方面来说，疼痛也是需要优先考虑的事项。疼痛，尤其是慢性疼痛，是老年人晚年生活痛苦的常见原因，而减轻痛苦是医疗保健和护理工作的主要目标之一。我们希望从事老年人护理工作的护士和其他医疗保健专业人员能够将该系列书中的理念和建议融入自己的工作中，以提高老年人的生活质量。

Karen Hertz

Julie Santy-Tomlinson

2024 年

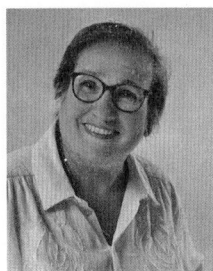

凯伦·赫兹（Karen Hertz）

高级实践护士，英国皇家斯托克大学医院（位于特伦特河畔斯托克，隶属于北米德兰兹大学医院）专科手术部创伤和骨科指导主任。对创伤骨科、脆性骨折管理以及骨折对老年人的影响很感兴趣，于 1987 年获得注册护士资格，此后在骨科护理领域担任多种临床和管理职务。

脆性骨折联盟（Fragility Fracture Network，FFN）成员，候任主席。参与了英国国家髋部骨折数据库的开发，并且是 NICE 髋部骨折管理指南（CG124）制定小组成员。她还是《脆性骨折护理：老年骨科患者的整体护理》（2018 年）以及《脆性骨折和老年骨科护理（第 2 版）》（2024 年）的作者之一。此外，她还担任了 Springer 系列丛书《老年人护理管理：护理视角》的策划编辑。

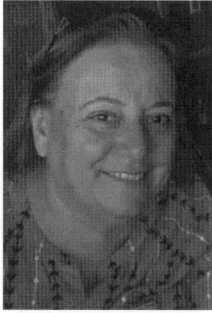

朱莉·桑蒂 - 汤姆林森（Julie Santy-Tomlinson）

注册护士，早期从事骨科及创伤患者的护理工作，于 1995 年转向护理教育和研究领域。在英格兰北部的多所高校担任过高级讲师，专业领域涵盖脆性骨折护理、骨科创伤护理、老年护理、伤口管理、压力性损伤预防及专业伦理。博士研究侧重于伤口感染的诊断，发表了多篇关于创伤护理及老年护理等的论文。自 FFN 成立后，她一直是该组织的成员，并参与了与骨科护理和教育有关的各种项目，2022 ~ 2024 年担任 FFN 秘书长。她还是《脆性骨折和老年骨科护理》第 1 版和第 2 版，以及《脆性骨折护理：老年骨科患者的整体护理（第 2 版）》（2024 年）的作者之一。Julie 最近已从《国际骨科与创伤护理杂志》主编一职退休。

中文版序言二

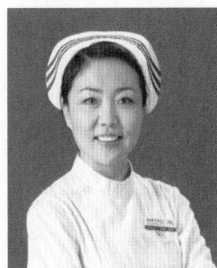

随着我国人口老龄化进程的加快，疼痛已成为继心脑血管疾病、肿瘤之后的第三大健康问题。研究显示，我国56.6%的老年人患有至少两种常见疼痛，老年人疼痛现状不容乐观。在此背景下，针对老年人群的疼痛管理将对医疗保健系统造成巨大压力。

我国健康老龄化战略指出，要努力实现老有所养、老有所医，让老年人安享幸福晚年。而消除疼痛，是提高老年人健康水平的一项重要指标。认识和重视疼痛对老年人的危害，充分评估、治疗和管理疼痛刻不容缓。

护士在老年人疼痛的评估和管理中扮演着至关重要的角色。护士不仅仅是疼痛的评估者、镇痛措施的实施者，还扮演着多学科疼痛管理协调者等多重角色。老年人的护理极具挑战性，因此从护理的角度来认识和管理老年人疼痛意义重大。

该书内容涵盖了老年人疼痛的流行病学、评估和治疗，以及特殊老年人群（失智老年人、危重老年患者）的疼痛管理，并重点阐述了护士在老年人疼痛管理中的关键作用。我们希望这本书能够为从事老年护理服务的护士提供循证依据，提高护士对老年人疼痛管理的认知度和行动力，全方位提升老年人生活质量，助力健康老龄化。

中文版序言三

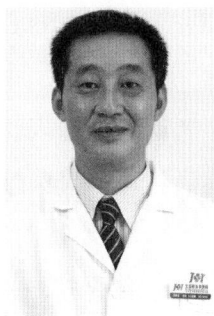

随着人口老龄化加剧，老年人群的疼痛问题日益凸显，这对医护人员的专业知识掌握水平和治疗水平提出了更高的要求。本书从护理视角出发，深入探讨老年人疼痛管理的相关理论、策略和实践，旨在为临床护理工作者提供更为全面和系统的指导及帮助。

老年人疼痛管理不仅仅是一项医学技术，更是医疗伦理和人文关怀的体现。本书通过系统性的知识传授和临床案例分析，帮助医护人员更深入地理解老年人疼痛问题，提高专业素养和护理水平。老年人疼痛管理需要医护团队的协作和跨学科合作。在护理过程中，我们需要关注患者的身心健康，维护他们的权利和尊严，为他们提供全面的、个体化的护理服务，使他们的疼痛得到有效缓解。

希望本书能够成为医护人员的实用学习工具，为老年人疼痛管理工作提供更多的思路和方法。让我们共同努力，为老年人的健康和幸福贡献自己的力量，让他们的晚年生活更加舒适、美好。感谢所有为本书的出版付出心血的专家学者和编辑，感谢广大读者的支持和关注。让我们一起携手，为老年人疼痛管理工作添砖加瓦，共同创造一个更加温馨和充满关爱的医疗环境！

前　言

　　本书提供了有关老年人疼痛评估和管理的理论及实践信息，是为护士及对老年人疼痛管理感兴趣的学者撰写的。

　　疼痛是老年人生活中最常见、最痛苦的症状，会影响老年人的情绪、生活质量、独立性和人际关系等。疼痛的高发对个人和社会都有重大影响。尽管在过去的几十年，老年人的疼痛问题受到人们越来越多的关注，但疼痛仍然没有得到充分的认识、评估和治疗，尤其是在患有神经退行性疾病和沟通困难的人群中。

　　护士在各级医疗机构中照顾病患，几个世纪以来一直处于疼痛护理的前沿，在疼痛的评估和管理中发挥着至关重要的作用。他们对老年人的护理涉及多个方面，包括疼痛评估、舒适护理、非药物治疗和药物治疗等。除了管理老年人的疼痛，护士还会进行批判性自我反思和发展新的护理服务。护士需要深入参与整个护理过程，并在整个护理环境中与跨学科团队合作。护理老年人是一项极具挑战性且非常有意义的工作，我们认为当下从护理角度编写本书非常合适。

　　本书内容涵盖了老年人疼痛的流行病学、评估和治疗等，并重点阐述了护士在老年人疼痛管理中的关键作用。

　　作者和编辑努力确保这些内容能够反映老年人疼痛管理的要点。我们希望本书能为在各级医疗机构工作的护理人员提供循证依据，帮助他们更好地开展护理工作。

本书是由多国专家学者合作完成的，感谢所有参与者对本书的贡献。

法国，克莱蒙费朗，Gisèle Pickering

荷兰，马斯特里赫特，Sandra Zwakhalen

加拿大，安大略省汉密尔顿，Sharon Kaasalainen

缩略词

°C	摄氏度	B2 receptor	缓激肽 β_2 受体
5-HTR	5- 羟色胺受体	BDNF	脑源性神经营养因子
ABCDEF	疼痛评估、预防和管理；唤醒和呼吸同步训练，呼吸机撤离试验；镇静剂及镇痛药的选择；谵妄监测和管理；早期活动和锻炼；家庭护理	BGS	英国老年医学会
		BPG	最佳实践指南
		BPS	英国疼痛协会
		BPS scale	行为疼痛量表
ACC	前扣带回皮质	BPS-NI	行为疼痛量表——未插管
ACR	美国风湿病学会	BPSD	痴呆的行为和心理症状
AD	阿尔茨海默病	Ca^{2+}	钙离子
ADL	日常生活活动	CAM	意识模糊评估法
AE	不良反应	CAM-ICU	重症监护室意识模糊评估法
AGS	美国老年医学会	CaMK II	钙调蛋白激酶 II
AI	赞赏式探询	cAMP	环磷酸腺苷
AMDA	美国医师学会	CAMs	补充和替代疗法
AMPA	α- 氨基 -3- 羟基 -5- 甲基 -4- 异噁唑丙酸	CBT	认知行为疗法
		CCK	胆囊收缩素
APA	美国精神医学学会	CCPNR	加拿大实用护士监管委员会
APN	高级实践护士	CGRP	降钙素基因相关肽
ASPMN	美国疼痛管理护理学会	CIHI	加拿大健康信息研究所
ATP	腺苷三磷酸	CNA	加拿大护士协会
AuPS	澳大利亚疼痛学会	CNPI	非言语疼痛量表

CNS	中枢神经系统	IQ	智商
Coxibs	选择性环氧合酶 Ⅱ 抑制剂	IV	静脉注射
CPAT	经认证的疼痛护理辅助评估工具	KA	红藻氨酸
CPG	临床实践指南	KOR	κ 阿片受体
CPOT	重症监护疼痛观察工具	LPN	执业护士
CPS	加拿大疼痛协会	MCI	轻度认知障碍
CREB	cAMP 反应元件结合蛋白	mGluR	代谢型谷氨酸受体
CT scan	计算机断层扫描	MMSE	简易精神状态检查量表
DNA	脱氧核糖核酸	MOBID	活动 – 观察 – 行为 – 强度 – 痴呆疼痛量表
DNIC	弥漫性伤害抑制性控制		
DOR	δ 阿片受体	MOR	μ 阿片受体
DQP	德国护理质量安全网	Na$^+$	钠离子
DRG	背根节	NCCIH	美国国家补充和综合健康中心
DSM-5	《精神障碍诊断与统计手册（第五版）》	NHS	英国国家医疗服务体系
DVT	深静脉血栓形成	NICE	英国国家卫生与临床优化研究所
DZNE	德国神经退行性疾病中心	NIH	美国国立卫生研究院
eCASH	使用镇痛、最小化镇静和最大化人文关怀实现早期舒适化	NMDA	N- 甲基 -D- 天冬氨酸
		NOPPAIN	沟通障碍患者疼痛评估工具
EPSP	兴奋性突触后电位	NP	护士执业医师
ERK	胞外信号调节激酶	NRM	中缝大核
fMRI	功能磁共振成像	NRS	数字评定量表
GABA	γ - 氨基丁酸	NSAID	非甾体抗炎药
GP	全科医师	PACSLAC	沟通能力有限老年人疼痛评估量表
H$^+$	氢离子	PAG	中脑导水管周围灰质
H1	组胺 H$_1$ 受体	PAINAD	晚期老年痴呆疼痛评估量表
IASP	国际疼痛研究协会	PARIHS	促进服务研究实施行动
ICN	国际护士理事会	PAT	疼痛评估工具
ICU	重症监护室	PBOICIE	认知障碍老年人骨关节炎疼痛行为评估工具
ID	失智		
IPSP	抑制性突触后电位	PET	正电子发射断层扫描

PFC	前额叶皮质	TRP	瞬时受体电位阳离子通道
PKA	蛋白激酶 A	TRPM8	瞬时受体电位阳离子通道亚家族 M 成员 8
PKC	蛋白激酶 C		
PLC	磷脂酶 C	TRPV	瞬时受体电位香草素通道
PMN	疼痛管理护理	TTX	电压门控钠通道
RASS	Richmond 躁动镇静评分	TTXr	河豚毒素耐受性钠通道
RCT	随机对照试验	UK	英国
RNAO	安大略省注册护士协会	UTI	泌尿系统感染
RN	注册护士	VAS	视觉模拟评分法
RVM	延髓头端腹内侧	VDS	语言评定量表
S1	初级体觉皮质	VIP	血管活性肠肽
S2	次级体觉皮质	VRS	口述评定量表
SRD	延髓网状背侧亚核	WDR	宽动态范围
TENS	经皮神经电刺激疗法	WHO	世界卫生组织

目　录

老年人疼痛流行病学

Gisèle Pickering

1

摘　要

由于预期寿命显著延长，发达国家和发展中国家陆续进入老龄化社会。而在未来几十年，人口老龄化问题将进一步加剧。在老年人居住的社区或养老机构中，慢性疼痛是最常见的症状。疼痛通常伴随多种合并症，严重影响老年人的生活质量。在有沟通障碍的老年人中，疼痛管理尤其困难。老年人疼痛问题普遍被低估，且治疗不足。

1.1　老年人疼痛流行病学

全球范围内的人口正在老龄化；预期寿命延长的部分原因是老年人死亡率的降低。据预测，世界老年人口（60 岁及以上）的比例将从 2015 年的 12.3% 上升至 2030 年的 16.5%，2050 年这一比例将上升至 21.5%（UNDESA，2015）。据统

G. Pickering
Department of Clinical Pharmacology，University Regional Hospital，Clermont-Ferrand，France
Inserm CIC 1405 and Neurodol 1107，Medical Faculty，Clermont-Ferrand，Cedex，France
e-mail：gisele.pickering@uca.fr

© Springer International Publishing AG，part of Springer Nature 2018
G. Pickering et al.（eds.），Pain Management in Older Adults，Perspectives in Nursing Management and Care for Older Adults，https：//doi.org/10.1007/978-3-319-71694-7_1

计，2015 年全球约有 4680 万痴呆患者，预计每 20 年患者数量将翻一倍，2050 年将突破 1.315 亿。针对几种躯体和内脏疾病的流行病学调查和回顾性研究（Breivik et al.，2006；Pickering et al.，2001；de Tommaso et al.，2016）表明，老年人疼痛的发生率非常高。据报道，慢性疼痛的发生率与年龄有关。尽管老年人疼痛的性质和类型与年轻人有所不同，但 70 岁之前，慢性疼痛的发生率随着年龄的增长而增加。退行性疾病、骨关节炎、癌症和神经病变引起的疼痛比较常见（Pickering and Leplege，2011；Miranda et al.，2012）。

由于方法学的异质性，虽然不同研究报道的慢性疼痛的发生率有所不同，但在中老年期（50～65 岁）发生率最高（20%～80%），接着进入稳定期（65～85 岁，20%～70%），然后在超高龄期（＞85 岁）下降（25%～60%）（Gibson and Lussier，2012；Abdulla et al.，2013）。疼痛在老年人中很常见（AGS Panel on Persistent Pain in Ocder Persons，2002）。一些研究表明，在研究期间的 3 个月，大约 14% 的老年人发生了中重度持续性疼痛（Breivik et al.，2006；Smith et al.，2001）。75 岁以上老年人出现疼痛症状的可能性是年轻人的 4 倍。

疼痛的原因可能是急性的，也可能是慢性的。由于老年人手术、操作性疼痛和并发症的发生率较高，因而急性疼痛非常常见（Macintyre and Schug，2007），而慢性疼痛对老年人的影响更大（Pickering et al.，2001；Pickering and Leplege，2011；Pickering and Herpes Zoster and Functional Decline Consortium，2015）。慢性疼痛和持续性疼痛的发生率较高，在长期护理机构中高达 58%～83%（Abdulla et al.，2013；Takai et al.，2010），3.7% 的老年人称在过去 1 周中至少有 1 天发生剧烈疼痛（Teno et al.，2004）。神经性疼痛是一种慢性持续性疼痛，多年来在老年人中的发生率一直被低估（Pickering et al.，2016）。据估计，20% 的骨关节炎患者（French et al.，2017）和高达 48% 的社区老年人存在神经性疼痛（Rapo-Pylkkö et al.，2015）。持续的神经性疼痛会导致功能衰退、丧失独立生活能力（Pickering and Herpes Zoster and Functional Decline Consortium，2015）。

此外，有证据表明许多老年人还存在非典型疼痛，即没有明显的疼痛症状。例如，心肌疼痛在老年人中很少见，65 岁以上的老年人中有 35%～42% 经历过无明显症状的心肌梗死（Hwang et al.，2009）。这可能与老年人的生理变化有关，但也有证据表明，老年人对疼痛的忍耐力更强，因而能够忍受轻微的疼痛（Gibson，2005）。在老年痴呆群体中，因痴呆的不同类型和相关的神经病理学变化，也可能出现非典型疼痛。例如，路易体痴呆可能会减少患者的面部表情表达，从而影响疼痛的面部表现。一项系统综述报道了4种主要的痴呆亚型（阿尔茨海默病、血管性痴呆、额颞叶痴呆和路易体痴呆）在社区和长期护理机构中疼痛的发生率。研究结果表明，尽管痴呆疼痛可能是由神经病理学变化引起的，但不同痴呆亚型之间疼痛的发生率没有显著差异；而且痴呆患者疼痛的总体发生率很高，阿尔茨海默病的疼痛发生率为46%，血管性痴呆的疼痛发生率为56%（van Kooten et al.，2016）。

1.2 疼痛和合并症

抑郁和焦虑与疼痛和认知功能之间存在相互影响。通常情况下，抑郁和焦虑的发生率会随着年龄的增长而下降，除非存在持续性疼痛（Baker et al.，2017）。在合并内科疾病（如心脏疾病、肿瘤、肺部疾病、糖尿病等）的患者中，抑郁和焦虑的发生率显著增高，为36%～85%（Wolitzky-Taylor et al.，2010），其中最常见于老年人。32%～54%的慢性疼痛患者患有严重的抑郁症（Banks and Kerns，1996）。

疼痛也会损害认知功能，导致注意力、记忆和心理韧性受损（Abeare et al.，2010；Weiner et al.，2006；Lee et al.，2010）。疼痛及其相关的心理社会问题（如抑郁、睡眠障碍、阿片类药物的使用）会导致认知障碍。从轻度认知障碍（MCI，记忆和非记忆认知领域受损）（Roberts and Knopman，2013）到痴呆（Small et al.，1997），认知功能会随着年龄的增长而改变。老年痴呆患者或沟通障碍患者的疼痛评估和护理尤其困难（Eccleston，2017），因为他们对疼痛的感知可能会发生变化，且疼痛对他们的情绪、行为及药物治疗有独特的影响。

在能够进行正常言语交流的人群中，疼痛发生率为43%；而在言语障碍人群中，疼痛发生率为17%（Sengstaken and King，1993），这就解释了为什么痴呆患者疼痛发生率低（Eritz and Hadjistavropoulos，2011；van Herk et al.，2009）。一些研究证实，严重认知障碍患者的疼痛与抑郁密切相关（Achterberg et al.，2010；Kenefick，2004；Jensen-Dahm et al.，2012）。

长期以来，人们一直关注痴呆患者的行为和精神症状。研究证实，痴呆患者较高的激越或攻击行为水平与疼痛相关（Husebo et al., 2011；Pelletier and Landreville，2007），但相关研究仍然比较欠缺。

总　结

目前，18%～20% 的老年人长期生活在照护机构和养老院，也有一部分老年人暂时住在医院和安宁疗护机构。大多数老年人生活在社区里。从情感以及国家财政角度考虑，目前的政策是"居家养老"；鼓励老年人尽可能长时间待在自己居住的环境中。老年人在躯体健康、精神状态和环境方面存在较大的个体差异，应充分识别疼痛管理中反复出现的障碍因素（Savvas and Gibson，2015；Pickering，2016；Eccleston，2017）。有限的数据表明，护士在老年人疼痛管理方面并没有受过良好的教育培训。为老年疼痛患者提供照护的护士必须了解这一易感群体的特殊需求，才能为老年患者提供以人为本、安全、有效的护理。

参考文献

1. Abdulla A, Adams N, Bone M, Elliott AM, Gaffin J, Jones D, Knaggs R, Martin D, Sampson L, Schofield P, British Geriatric Society. Guidance on the management of pain in older people. Age Ageing. 2013; 42 (Suppl 1) : i1-57.
2. Abeare CA, Cohen JL, Axelrod BN, Leisen JC, Mosley-Williams A, Lumley MA. Pain, executive functioning, and affect in patients with rheumatoid arthritis. Clin J Pain. 2010; 26 (8): 683-9.
3. Achterberg WP, Gambass GI, Finne-Soveri H, Liperoti R, Noro A, et al. Pain in European long-term care facilities: cross-National Study in Finland, Italy and The Netherlands. Pain. 2010; 148: 70-4.
4. American Geriatrics Society [AGS] Panel on Persistent Pain in Older Persons. The management of persistent pain in older persons. J Am Geriatr Soc. 2002; 50 (Suppl 6) : S205-24.
5. Baker KS, Gibson SJ, Georgiou-Karistianis N, Giummarra MJ. Relationship between self-reported cognitive difficulties, objective neuropsychological test performance and psychological dis- tress in chronic pain. Eur J Pain. 2017; 21: 601-13.
6. Banks SM, Kerns RD. Explaining high rates of depression in chronic pain: a diathesis-stress

framework. Psychol Bull. 1996; 119: 95-110.

7. Breivik H, Collett B, Ventafridda V, Cohen R, Gallacher D. Survey of chronic pain in Europe: prevalence, impact on daily life, and treatment. Eur J Pain. 2006; 10 (4) : 287-333.

8. de Tommaso M, Arendt-Nielsen L, Defrin R, Kunz M, Pickering G, Valeriani M. Pain assessment in neurodegenerative diseases. Behav Neurol. 2016; 2016: 2949358.

9. Eccleston C, editor. Pickering pain and geriatrics in Europe in European pain management. Oxford: Oxford University Press; 2017.

10. Eritz H, Hadjistavropoulos T. Do informal caregivers consider nonverbal behavior when they assess pain in people with severe dementia? J Pain. 2011; 12: 331-9.

11. French HP, Smart KM, Doyle F. Prevalence of neuropathic pain in knee or hip osteoarthritis: a systematic review and meta-analysis. Semin Arthritis Rheum. 2017; 47 (1): 1-8.

12. Gibson SJ. Age differences in psychological factors related to pain perception and report. In: Gibson SJ, Wiener DK, editors. Pain in older adults. Seattle: IASP Press; 2005. p. 87-110.

13. Gibson SJ, Lussier D. Prevalence and relevance of pain in older persons. Pain Med. 2012; 13: S23-6. Husebo BS, Ballard C, Sandvik R, Nilsen OB, Aarsland D. Efficacy of treating pain to reduce behavioural disturbances in residents of nursing homes with dementia: cluster randomised clinical trial. BMJ. 2011; 343: d4065.

14. Hwang SY, Park EH, Shin ES, Jeong MH. Comparison of factors associated with atypical symptoms in younger and older patients with acute coronary syndromes. J Korean Med Sci. 2009; 24 (5) : 789-94.

15. Jensen-Dahm C, Vogel A, Waldorff FB, Waldemar G. Discrepancy between self- and proxy-rated pain in Alzheimer's disease: results from the Danish Alzheimer Intervention Study. J Am Geriatr Soc. 2012; 60: 1274-8.

16. Kenefick AL. Pain treatment and quality of life: reducing depression and improving cognitive impairment. J Gerontol Nurs. 2004; 30: 22-9.

17. Lee DM, Pendleton N, Tajar A, O'Neill TW, O'Connor DB, Bartfai G, et al. Chronic widespread pain is associated with slower cognitive processing speed in middle-aged and older European men. Pain. 2010; 151 (1) : 30-6.

18. Macintyre PE, Schug SA. Acute pain management: a practical guide. 3rd ed. Saunders Elsevier: Edinburgh; 2007.

19. Miranda VS, Decarvalho VB, Machado LA, Dias JM. Prevalence of chronic musculoskeletal dis- orders in elderly Brazilians: a systematic review of the literature. BMC Musculoskelet Disord. 2012; 13: 82.

20. Pelletier IC, Landreville P. Discomfort and agitation in older adults with dementia. BMC Geriatr. 2007; 7: 27.

21. Pickering G. In: Gibson S, Lautenbacher S, editors. "Pharmacological treatment", chapter in "pain and dementia". Washington, DC: IASP Press; 2016.

22. Pickering G, Herpes Zoster and Functional Decline Consortium. Functional decline and herpes zoster in older people: an interplay of multiple factors. Aging Clin Exp Res. 2015; 27 (6): 757-65.

23. Pickering G, Leplege A. Herpes zoster, postherpetic neuralgia and quality of life. Pain Pract. 2011; 11: 397-402.

24. Pickering G, Deteix A, Eschalier A, Dubray C. Impact of pain of nursing home residents on their recreational activities. Aging. 2001; 13: 44-8.

25. Pickering G, Marcoux M, Chapiro S, David L, Rat P, Michel M, Bertrand I, Voute M, Wary B. An algorithm for neuropathic pain management in older people. Drugs Aging. 2016; 33 (8) : 575-83.

26. Rapo-Pylkkö S, et al. Neuropathic pain among community-dwelling older people: a clinical study in Finland. Drugs Aging. 2015; 32: 737-42.

27. Roberts R, Knopman DS. Classification and epidemiology of MCI. Clin Geriatr Med. 2013; 29 (4) : 753-72.

28. Savvas S, Gibson S. Pain management in residential aged care facilities. Aust Fam Physician. 2015; 44 (4) : 198-203.

29. Sengstaken EA, King SA. The problems of pain and its detection among geriatric nursing home residents. J Am Geriatr Soc. 1993; 41: 541-4.

30. Small GW, Rabins PV, Barry PP, et al. Diagnosis and treatment of Alzheimer disease and related disorders. Consensus statement of the American Association for Geriatric Psychiatry, the Alzheimer's Association, and the American Geriatrics Society. JAMA. 1997; 278: 1363-71.

31. Smith BH, Elliott AM, Chambers WA, Smith WC, Hannaford PC, Penny K. The impact of chronic pain in the community. Fam Pract. 2001; 18 (3) : 292-9.

32. Takai Y, Yamamoto-Mitani N, Okamoto Y, Koyama K, Honda A. Literature review of pain preva- lence among older residents of nursing homes. Pain Manag Nurs. 2010; 11 (4): 209-23.

33. Teno JM, Kabumoto G, Wetle T, Roy J, Mor V. Daily pain that was excruciating at some time in the previous week: prevalence, characteristics, and outcomes in nursing home residents. J Am Geriatr Soc. 2004; 52 (5) : 762-7.

34. UNDESA. Population division, World population prospects: the 2015 revision, DVD Edition; 2015.

35. van Herk R, van Dijk M, Biemold N, Tibboel D, Baar FPM, de Wit R. Assessment of pain: can caregivers or relatives rate pain in nursing home residents? J Clin Nurs. 2009; 18: 2478-85.

36. van Kooten J, Binnekade TT, van der Wouden JC, Stek ML, Scherder EJ, Husebø BS, Smalbrugge M, Hertogh CM. A review of pain prevalence in Alzheimer's, vascular, frontotemporal and Lewy body dementias. Dement Geriatr Cogn Disord. 2016; 41 (3-4) : 220-32.

37. Weiner DK, Rudy TE, Morrow L, Slaboda J, Lieber S. The relationship between pain, neuro-psychological performance and physical function in community-dwelling older adults with chronic low back pain. Pain Med. 2006; 7: 60-70.

38. Wolitzky-Taylor KB, Castriotta N, Lenze EJ, Stanley MA, Craske MG. Anxiety disorders in older adults: a comprehensive review. Depress Anxiety. 2010; 27 (2) : 190-211.

疼痛病理生理学

Elodie Martin

2

摘 要

急性疼痛是一种警报信号，涉及不愉快的感觉、自主神经系统症状和行为反应，而慢性疼痛则会给患者带来持久的不良后果。急性疼痛转化为慢性疼痛的机制包括外周敏化和中枢敏化。本章将描述急性疼痛和慢性疼痛的病理生理学，尤其关注老年患者。衰老伴随着生理上的变化，而急性疼痛和慢性疼痛是老年人担忧的主要问题。了解老年人疼痛变化的临床特征对于做好疼痛管理至关重要。

2.1 疼痛定义

国际上将疼痛定义为"与组织损伤或潜在组织损伤相关的，或者可以用组织损伤描述的一种不愉快的主观感觉和情绪体验"（IASP Task Force on Taxonomy，1994）。1989 年，McCaffery 和 Beebe 提出了疼痛的另一个定义：

E. Martin
Clinical Pharmacology Center, Clinical Research Center Inserm 1405, University Hospital, Medical Faculty, F-63003 Clermont-Ferrand cedex, France e-mail: e-martin@chu-clermontferrand.fr

© Springer International Publishing AG, part of Springer Nature 2018
G. Pickering et al. （eds.），Pain Management in Older Adults, Perspectives in Nursing Management and Care for Older Adults, https：//doi.org/10.1007/978-3-319-71694-7_2

"一个人说感到疼痛，这就是疼痛；他说疼痛仍在，疼痛就仍在。"这些定义强调，疼痛是一种复杂的主观体验，涉及生理学和神经心理学领域。然而，McCaffery 和 Beebe 的定义并不适用于认知障碍或无法言语交流的人，因为他们无法表达和报告疼痛。

疼痛与痛觉不同，痛觉是一种神经生理保护性防御反应的表现，目的是检测威胁个体生理完整性的内部（内脏来源）或外部（皮肤）刺激的强度。除了感知觉层面，疼痛还包括心理层面和社会层面（Gatchel et al.，2007）。"疼痛"信号的感知觉（或躯体感觉）是疼痛检测、疼痛定性、疼痛定位和量化疼痛强度的神经生理过程。心理（或情绪）层面与伴随疼痛而来的情感上的、不愉快的、有时难以忍受的感觉有关。当疼痛反复发生或持续存在时，疼痛体验是最严重的，也是造成焦虑和抑郁的主要原因。

疼痛可以是急性的，也可以是慢性的。在医疗实践中，根据疼痛的起源和持续时间，可以分为急性疼痛和慢性疼痛（IASP Task Force on Taxonomy，1994；Millan，1999）。急性疼痛是新近产生的疼痛，当疼痛病因得到治疗后，疼痛是暂时的和可逆的。急性疼痛通常发生在中度创伤后。急性疼痛被认为是"有用的"，因为它可以为机体外部或内部病变的发展提供信息（Carr and Goudas，1999）。与疾病治愈后疼痛随即消失的急性疼痛相比，慢性疼痛被描述为一种多维综合征，尽管疾病已治愈，但疼痛仍然持续存在。它的主要特征是疼痛持续时间通常超过 3 个月（在研究中，通常认为持续时间超过 6 个月为慢性疼痛）（IASP Task Taxonomy Working Group，2011），同时，对情绪（如焦虑、抑郁）、日常活动（如学习、工作、社交和家庭）和生活质量也会产生影响。

疼痛可分为痛觉性疼痛、炎症性疼痛、神经性疼痛和可塑性疼痛。痛觉性疼痛通常是皮肤和内脏器官的痛觉感受器（伤害性感受器）受到过度刺激的结果，发生于躯体感觉系统功能正常时。炎症性疼痛通常是内源性的（例如，感染疼痛、骨关节炎疼痛、消化道疼痛）。神经性疼痛是由外周或中枢躯体感觉神经系统的损伤或疾病引起的。可塑性（心因性或功能失调性）疼痛没有明确的躯体起源，主要由心理因素引起。John Loeser（1982）在他的疼痛模型中提出了疼痛的 4 个维度：痛觉、疼痛、痛苦和疼痛行为（图 2.1）；此外，身体方面的疼痛体验和生物心理社会因素在理解疼痛和痛苦方面发挥着重要作用。

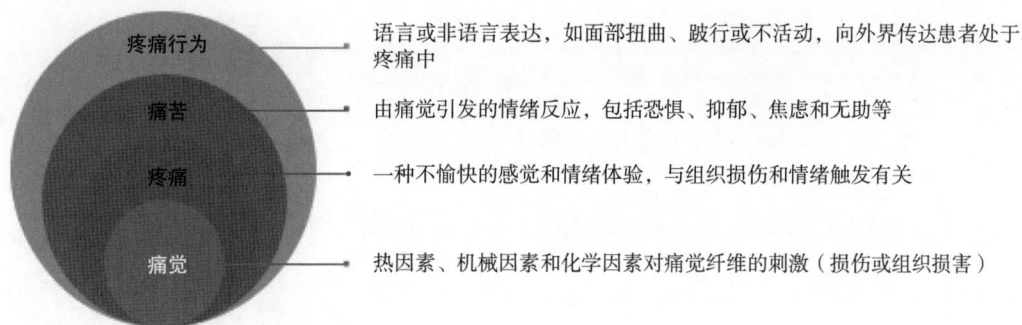

图 2.1　Loeser 疼痛模型

　　当神经系统感受到大量的热刺激、机械刺激以及外源性或内源性刺激性化学物质时，会对这些刺激做出反应。当这些刺激达到一定强度时，会产生急性疼痛。在慢性疼痛中，参与疼痛传递的外周和中枢神经系统会发生突触重组和结构重塑等可塑性变化。

2.2　急性疼痛

　　急性痛觉冲动涉及复杂的电生理和神经化学机制（Millan，1999），转导过程包括：①由各种刺激（如热、机械、化学、电）引起痛觉冲动；②痛觉部位的信号转导和沿初级传入纤维的信号传输；③脊髓背角向脊髓以上部位的信号中继和调控；④脊髓以上水平的信号整合，此时痛觉冲动被转化为有意识的信息：这是一种包含感觉辨别成分（疼痛的定位、强度、持续时间）以及情绪和情感成分（传递疼痛的不愉快特性）的疼痛感（图 2.2）。

2.2.1　外周机制

2.2.1.1　痛觉感受器和初级传入纤维

　　痛觉感受器是广泛分布在全身各个部位（如皮肤、内脏、肌肉、软骨等）的外周感受器，能够对疼痛刺激做出反应。在皮肤中，痛觉感受器由直径比较小的 Aδ 纤维（$2 \sim 6$ μm）和直径比较小的无髓鞘 C 纤维（$0.4 \sim 1.2$ μm）组成。Aδ

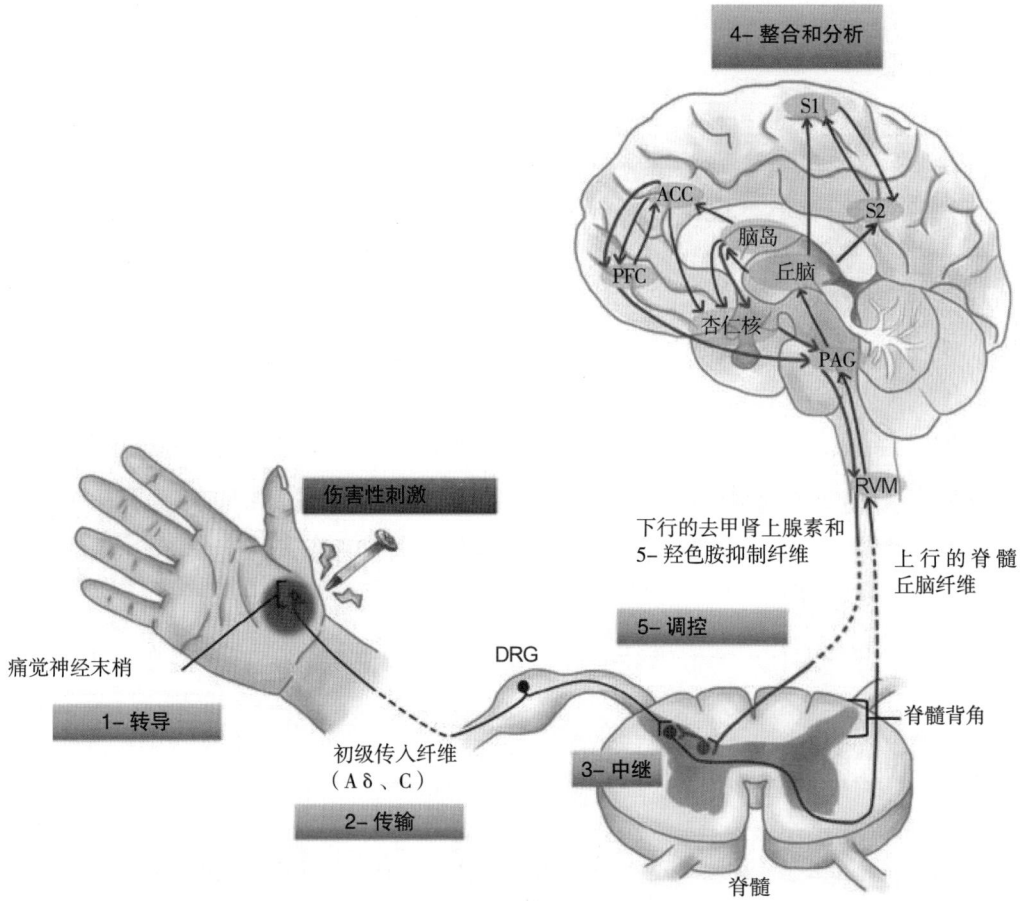

图 2.2　疼痛处理和调节路径（ACC—前扣带回皮质，DRG—背根节，PAG—中脑导水管周围灰质，PFC—前额叶皮质，RVM—延髓头端腹内侧，S1—初级体觉皮质，S2—次级体觉皮质）

纤维的髓鞘较薄，传导速度中等（12～30 m/s）；C 纤维是游离神经末梢，传导速度缓慢（0.5～2 m/s）。Aδ 纤维和 C 纤维分别占感觉纤维的 10% 和 70%（Millan，1999）。

　　受到伤害性刺激之后会产生两种连续的疼痛感觉。第一种是立即产生的，持续时间较短，我们称之为锐痛，由 Aδ 纤维快速传导这种精细感觉。第二种是通过 C 纤维传导的，1～2 秒之后感觉到的弥漫性、烧灼性疼痛。一些 Aδ 型和 C 型痛觉感受器对热刺激、机械刺激或者两者都有反应，一些痛觉感受器则对化学刺激有反应，还有一些"静默"痛觉感受器只对组织损伤或炎症做出反应（Dubin and Patapoutian，2010）。为了通过外周神经纤维传递疼痛信息，必须将热刺激、机械刺激和化学刺激转化为动作电位。因此，特定的信号转换器作为通道受体参与疼痛传导。其中，瞬时受体电位阳离子通道（TRP）对温度敏感。瞬时受体电位香草素通道（TRPV）中的 TRPV1（C 纤维，激活阈值为 43 ℃）和 TRPV2（Aδ纤维，激活阈值为 53 ℃）对温度和机械性刺激敏感（Danigo et al., 2013）。而TRPV3（C 纤维，激活阈值为 32 ℃）和 TRPV4（C 纤维，激活阈值为 24 ℃）对非温度的疼痛刺激敏感。非疼痛性和疼痛性冷刺激由瞬时受体电位阳离子通道亚家族 M 成员 8（TRPM8，对薄荷醇和 8～28 ℃ 敏感）和河豚毒素耐受性钠通道（TTXr）Nav1.8 编码。TRP 也可能对外源性和致痛化学物质敏感，如辣椒（辣椒素）、酸（H^+）和一些毒液，这些化学物质可以改变受体的结构并降低其激活阈值（Dubin and Patapoutian, 2010）。

2.2.1.2 致痛物质的致敏机制

组织损伤后，许多致痛物质被释放出来，随后发生由肥大细胞脱颗粒和白细胞激活引发的炎症反应。从受损组织、血细胞（血小板、白细胞、巨噬细胞、肥大细胞）和传入纤维游离末梢（通过轴突反射）释放的神经递质数量众多，它们被称为"炎性介质"。这些炎性介质包括组织损伤后释放的 H^+、ATP、缓激肽（强大的致痛物质之一）、P 物质和降钙素基因相关肽（CGRP），它们由痛觉感受器的游离末梢释放，最后，肥大细胞脱颗粒释放 5-羟色胺和组胺。这些物质或直接作用于离子通道，或通过启动涉及激酶的细胞内信号级联反应间接作用于离子通道，导致 TRP 和电压门控钠通道（TTX）磷酸化（Ji et al., 2003；Le Bars and Adam, 2002）。TRP 和 TTX 通道诱导阳离子，主要是钙离子（Ca^{2+}）和钠离子（Na^+）内流，导致细胞去极化，并在外周和中枢部位释放神经肽（图 2.3）。

因此，炎性介质的释放会导致痛觉感受器敏化，从而对痛觉刺激产生过度反应（痛觉过敏）或对正常的非疼痛刺激产生反应（痛觉超敏）。

2.2.2 中枢机制：脊髓水平

所有初级感受器均与脊髓背角（灰质）的神经元建立了突触连接。这些二级神经元通过轴突将疼痛信息传递到更高级的大脑区域（脊髓以上部位）。

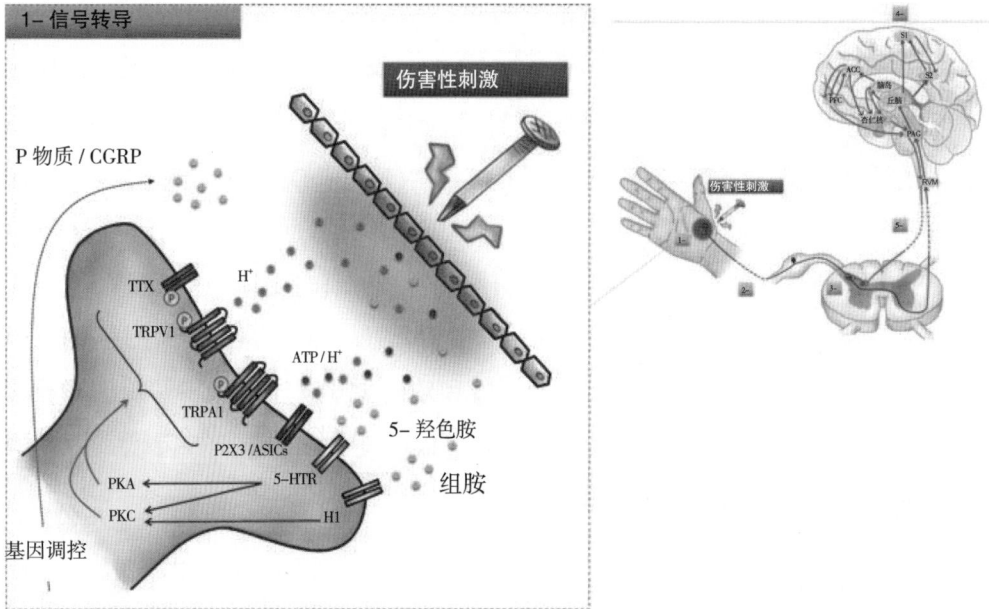

图 2.3　受到伤害性刺激后，疼痛信号在外周的转导（5-HTR—5- 羟色胺受体，ATP—腺苷三磷酸，CGRP—降钙素基因相关肽，H⁺—氢离子，H1—组胺 H_1 受体，PKA—蛋白激酶 A，PKC—蛋白激酶 C，P2X3/ASICs—P2X3/ 酸感应离子通道，TRPV1—瞬时受体电位香草酸亚型 1，TRPA1—瞬时受体电位锚蛋白 1，TTX—电压门控钠通道）

2.2.2.1　初级传入纤维

到达根髓连接处（即脊髓背根入口处）时，感觉纤维会根据其类型和到达脊髓的位置而产生分支。脊髓灰质具有由神经元柱构成的层状结构。这些神经元层是根据 Rexed 分类法（Rexed，1952）来区分的。C 纤维主要投射在第Ⅰ层和第Ⅱ层的表面，而 Aδ 纤维主要投射在第Ⅰ层和第Ⅴ层。Aβ 纤维将触觉信息传递到较深的第Ⅲ～Ⅴ层，并一直传递到脊髓腹角，从而与在疼痛刺激过程中产生退缩反射的运动神经元建立连接（Basbaum et al.，2009）。在这些神经元层中，初级传入纤维和二级脊髓神经元之间的疼痛传导发生了第一次中继。

2.2.2.2　脊髓感觉神经元

疼痛信息的中枢传导涉及两种类型的脊髓感觉神经元，它们也存在于丘脑和皮质部位。

（1）痛觉特异性神经元只有在受到疼痛刺激时才会被激发，它的细胞体主要位于表层的第 I 层和第 II 层，其次是第 V ~ VII 层和第 X 层。它们对足以造成伤害的高强度刺激产生反应，由不同来源（皮肤、关节、内脏）的 Aδ 和 C 传入纤维传导疼痛（Schmidt and Willis，2007）。

（2）痛觉非特异性神经元，也称为宽动态范围（WDR）神经元或多模态感觉神经元，对有害刺激（通过 Aδ 和 C 纤维）和无害刺激（通过 Aα 和 Aβ 纤维）均有反应。它的细胞体主要位于第 V 层深处，其次是第 I 层和第 II 层。这些神经元的活动与刺激强度成正比。一个 WDR 神经元可以接受有害和无害刺激的输入（Schmidt and Willis，2007）。

以上是根据脊髓神经元对来自初级传入纤维的感觉信息的敏感性进行分类的。同样，背角的脊髓神经元也可以根据其髓外（投射神经元）或髓内靶标（脊髓联络神经元）进行分类。

（1）投射神经元的轴突汇聚形成上行髓束，负责将疼痛信息传递到脊髓以上的部位。这些神经元对疼痛信息做出反应，可被归类为痛觉特异性神经元和（或）WDR 神经元（Doyle and Hunt，1999；Mantyh et al.，1997）。

（2）脊髓联络神经元的轴突只投射到脊髓背角，由初级传入纤维的疼痛信息激活。根据其对突触后神经元的兴奋或抑制作用，联络神经元可分为两类。兴奋性联络神经元可以间接激活浅层和深层的投射神经元，同时对痛觉初级传入纤维施加兴奋性反馈，放大其信号（Basbaum et al.，2009；Neumann et al.，2008）。相反，抑制性联络神经元通过直接作用于痛觉初级传入纤维的投射神经元和（或）脊髓末梢来抑制疼痛信息的传递。

2.2.2.3　神经递质

受到伤害性刺激后，痛觉感受器外周的离子受体（TRP、TTX）产生的动作电位沿轴突传递，诱导脊髓水平的神经递质的释放。有两种类型的神经递质参与疼痛信息的传导和调控：①兴奋性神经递质，如谷氨酸和天冬氨酸 [在上行投射神经元中产生快速的兴奋性突触后电位（EPSP）]；②抑制性神经递质，如甘氨酸或 γ- 氨基丁酸 [产生抑制性突触后电位（IPSP）]。痛觉传入纤维（尤其是 C 纤维）也会释放很多神经肽，如 P 物质、神经降压素、血管活性肠肽（VIP）、CGRP和胆囊收缩素（CCK），在上行投射神经元中诱发缓慢的 EPSP。突触间隙的初级传入纤维（或突触前神经元）从囊泡中释放的神经递质，能够将疼痛信号传递给二级神经元（突触后神经元）。突触后膜不具有电兴奋性，但具有化学兴奋性。因此，这些分子可与突触后膜上的特定受体结合，诱导目标神经元去极化并产生动作电位。这种动作电位能够转导疼痛信号，并将其传递到脊髓以上的部位。

2.2.3　中枢机制：脊髓以上水平

携带疼痛和非疼痛信息的脊髓背角（第Ⅰ层和第Ⅴ层）神经元轴突汇聚形成延髓上行传导束，将信息传递至脊髓以上的不同部位。这些轴突大多在延髓节段交叉，终止于丘脑，在延髓头端腹内侧（RVM）和中脑导水管周围灰质（PAG）留下部分纤维（图 2.1）（Bernard and Villanueva, 2009；Todd, 2002）。PAG 联结 RVM 通过下行抑制系统对源自脊髓的神经冲动进行调节。在管理感觉和疼痛信息的大脑区域中，初级体觉皮质（S1）将疼痛信息视为触觉信息，而次级体觉皮质（S2）能够识别高强度和潜在的危险信号。这些大脑区域与疼痛感觉的位置、性质、强度和持续时间有关。一些 WDR 神经元投射到前岛叶和扣带皮质。杏仁核也可能会接收来自第Ⅰ层痛觉特异性神经元的信息。这些结构参与情绪整合（如疼痛体验中的不愉快感受）、记忆和行为适应（Almeida et al., 2004；Basbaum et al., 2009；Calvino, 2006）。

2.2.4　当急性疼痛变成慢性疼痛

正常情况下，由伤害性刺激介导的痛觉随着损伤愈合而减弱。然而，强烈、持续的损伤，或疾病介导的疼痛，可以激活外周和中枢神经系统的继发机制，导致痛觉超敏和痛觉过敏。慢性疼痛发展和持续的重要过程之一是在反复或非常强烈的疼痛刺激后疼痛系统发生敏化。这种痛觉敏化导致疼痛系统激活阈值的降低，从而诱导放大对随后刺激的反应。参与慢性疼痛触发和持续的分子及细胞病理生理学机制非常复杂，涉及外周和中枢神经系统（Gangadharan and Kuner, 2013）。

2.2.5　外周敏化

外周敏化是指痛觉初级传入纤维对痛觉刺激和致痛物质的敏感性增加，引起原发性和继发性痛觉过敏。在生理性疼痛状态下，这种敏化时间很短，起到保护机体的作用。而在慢性和神经性疼痛状态下，这种现象在一定程度上成为疼痛持续存在的原因（Basbaum et al., 2009）。

外周敏化的原因是机体炎症，炎症最初会召集非神经元细胞（巨噬细胞、肥大细胞、血小板、角质形成细胞、内皮细胞和成纤维细胞），随后召集能够释放由促炎和促痛因子组成的"炎性介质"的神经元细胞。这些因子通过参与调节 TRP 受体通道敏感性的细胞内转导机制来改变痛觉初级传入纤维的内在特性（Bautista et al., 2006；Kwan et al., 2006）。因此，痛觉感受器的激活阈值降低，初级传入纤维的兴奋性增加。此外，这些纤维在没有任何外部刺激的情况下也能自发释放动作电位。

2.2.6 中枢敏化

虽然中枢敏化与外周敏化密切相关，但二者在分子机制和表现形式上有所不同。中枢敏化涉及脊髓背角神经元的兴奋性异常升高，其中包括将原本不应产生疼痛的低阈值机械性感受器（Aβ 纤维）的信号转化为痛觉信号的过程（Latremoliere and Woolf，2009；Woolf and Salter，2000）。它还会通过改变对正常冲动的感觉反应，在非炎症组织中诱导痛觉超敏反应。

当脊髓背角神经元发生中枢敏化时，过度兴奋可导致自发性活动产生、对阈上刺激的反应增加、激活阈值降低、感受野扩大。中枢敏化的特征包括痛觉特异性神经元转化为 WDR 神经元，对非伤害性和伤害性刺激都会做出反应，甚至在同一区域重复相同刺激时神经元的反应逐渐增加（Latremoliere and Woolf, 2009）。

这种中枢敏化发生在脊髓背角第 I 层和第 V 层神经元以及一些大脑结构中，如丘脑、杏仁核和前扣带回皮质（ACC）。应用功能磁共振成像（fMRI）或正电子发射断层扫描（PET）技术，研究人员发现了新的结构，如臂旁核和 PAG（Peyron et al., 2000；Shih et al., 2008）。中枢敏化分为诱导阶段和维持阶段，如下所述（Ji et al., 2003；Latremoliere and Woolf, 2009）。

2.2.6.1 中枢敏化的诱导阶段

炎症或神经损伤发生后，痛觉初级传入纤维持续释放谷氨酸、P 物质和

CGRP，诱发其特定突触后受体的激活，导致脊髓背角痛觉神经元兴奋性增加。谷氨酸与离子型受体 α- 氨基 -3- 羟基 -5- 甲基 -4- 异噁唑丙酸（AMPA）、N- 甲基 -D- 天冬氨酸（NMDA）和红藻氨酸（KA）以及多种代谢型谷氨酸受体（mGluRs）结合，这种结合导致脊髓突触后神经元过度兴奋，原因是 Ca^{2+} 的进入导致细胞信号蛋白，如钙调蛋白［激活钙调蛋白激酶 II（CaMK II）］、蛋白激酶 C（PKC）和蛋白激酶 A（PKA）等被激活。P 物质、CGRP 和脑源性神经营养因子（BDNF）的释放也有助于激活多种细胞内信号通路，如胞外信号调节激酶（ERK）和 cAMP 反应元件结合蛋白（CREB）的磷酸化，以及磷脂酶 C（PLC）和 PKC 的激活（Pezet，2014；Pezet et al.，2002）。在临床实践中，一些 NMDA 受体拮抗剂（如氯胺酮、美金刚、右美沙芬）已被证明可以抑制脊髓痛觉神经元的过度兴奋，并可降低神经性疼痛的强度（Collins et al.，2010；Zhou et al.，2011）。最后，促炎缓激肽通过与 β_2 受体结合而激活 PKC、PKA 和 ERK 通路（Latremoliere and Woolf，2009）。

2.2.6.2　中枢敏化的维持阶段

中枢敏化是由包括 ERK 在内的多种调节剂维持的。调节剂进入脊髓神经元核并导致 CREB 磷酸化和 Elk-1 活化。这两种蛋白都能诱导基因转录，从而实现长时程突触增强（Ji et al.，2003；Latremoliere and Woolf，2009）。这一机制导致脊髓背角突触传递增加，并通过增强 NMDA 受体的活性、增加突触水平上 NMDA 受体和 AMPA 受体的数量，促进病理性伤害性刺激反应的发展（Ji et al.，2003；Latremoliere and Woolf，2009；Petrenko et al.，2003）。

2.3　神经性疼痛

神经性疼痛是一种特殊的慢性疼痛状态。2008 年，国际疼痛研究协会（IASP）将其定义为"由影响躯体感觉系统的损伤或疾病直接导致的疼痛"（Finnerup et al.，2016）。尽管疼痛的起源和强度因人而异，但神经性疼痛具有特定的共同特征。患者通常会体验到相互矛盾的疼痛感知，即超敏反应（"阳性"体征）与敏感性降低（"阴性"体征）并存。"阳性"体征指自发的感觉或疼痛（不是由刺激引起的），例如：

　　——一过性和自发的阵发性疼痛，类似于电击或刺痛；

　　——浅表疼痛，与烧灼感样的持续性疼痛有关；

　　——感觉异常，包括几种不愉快的症状，如刺痛、针刺、麻木、瘙痒等。

　　许多患者也会经历诱发性疼痛，即由刺激引起的疼痛。患者通常会出现机械性［动态和（或）静态］和热性［热和（或）冷］痛觉超敏或痛觉过敏。

　　目前的资料有助于理解神经病变症状和潜在的病理生理机制之间的联系（Klein et al.，2005）。

　　发生神经性疼痛时，外周游离神经末梢 TTXr 通道和 TRPV1 受体表达的增加导致轴突损伤后这些神经元的兴奋性和自发兴奋性增加，这是因为钠通道是产生动作电位的重要因素（Zimmermann，2001）。此外，痛觉传入 C 纤维过度表达钙通道 α2δ 亚基，参与该通道的激活和失活以及 Ca^{2+} 电流幅度的调节。因此，进入初级传入纤维的 Ca^{2+} 的增加在脊髓背角和外周游离神经末梢水平的神经递质的释放中起着重要作用（Nieto-Rostro et al.，2014）。在临床实践中，抗惊厥药常被用于神经性疼痛管理，镇痛作用就是通过抑制 α2δ 钙通道亚基介导的，从而降低中枢敏化和抑制痛觉信息的传递（Patel and Dickenson，2016）。

2.4　疼痛调控机制

　　在疼痛的产生过程中，有多个生理过程在发挥作用，其中主要是下行的疼痛调节回路。发生急性疼痛时，调控系统被激活，通过减少痛觉输入的传递和整合来调节痛觉（Purves et al.，2001）。然而，研究表明，这些下行调控系统的功能障碍与疼痛"慢性化"有关（Ossipov et al.，2014）。此外，老年人的许多疼痛调控机制可能发生了改变，导致疼痛感知和疼痛报告发生变化。

2.5 阿片系统

痛觉信息的传递可以通过内源性肽来调节，内啡肽通过与阿片受体结合来模拟吗啡的作用。内啡肽主要有 3 个家族：①源于脑啡肽的前脑啡肽；②源于 β - 内啡肽的阿片前体；③源于强啡肽和新内啡肽的前强啡肽（Kieffer and Gavériaux-Ruff，2002）。这些内源性阿片类物质是参与下行抑制调控系统的关键介质，并在外周和中枢神经系统的不同位置释放（Budai and Fields，1998；Lesniak and Lipkowski，2011）。有 3 类突触前和突触后阿片受体：μ 阿片受体（MOR）、δ 阿片受体（DOR）和 κ 阿片受体（KOR），均存在于中枢和外周神经系统。内源性阿片类物质与受体的结合可导致痛觉介质（如 P 物质和 CGRP）的释放减少，并降低痛觉感受器的兴奋性（Lesniak and Lipkowski，2011）。

2.6 脑干下行抑制性控制

下行到脊髓的抑制性控制主要由 PAG（中脑结构，向 RVM、蓝斑和亚蓝斑投射）以及连接中缝大核（NRM）和副神经节细胞核的 RVM（延髓区）执行。这些参与阻断痛觉输入的神经元是 5- 羟色胺能神经元，这些神经元的轴突来源于 RVM（特别是 NRM），它们直接投射至不同脊椎节段的脊髓背角的痛觉非特异性神经元。此外，这些下行抑制性控制系统还包括蓝斑和亚蓝斑的去甲肾上腺素能神经元（Ossipov et al.，2014）；这些神经元的轴突在脊髓背角的第 II 层和第 V 层释放去甲肾上腺素，能够与 α_2- 去甲肾上腺素受体结合（Calvino and Grilo，2006）。

2.7 由痛觉刺激诱发的弥漫性伤害抑制性控制（DNIC）

DNIC 是一种作用于身体某个部位的伤害性刺激可抑制脊髓背角所有的痛觉非特异性神经元作用在身体其他部位（异位刺激）的现象。DNIC 可能是由脑干的中枢性激活引起的，主要涉及延髓网状结构的网织背侧亚核（Le Bars et al.，

1992）。参与这一疼痛控制系统的神经递质是内啡肽和 5- 羟色胺。由于在许多慢性疼痛病例中 DNIC 介导的疼痛抑制减弱，因而评估 DNIC 的完整性非常重要（Arendt-Nielsen et al., 2010；Kosek and Ordeberg, 2000；Lautenbacher and Rollman, 1997；Pickering et al., 2014；Pielsticker et al., 2005；Sandrini et al., 2006）。在临床实践中，常通过使用抗抑郁药来增强下行抑制调控，抗抑郁药的镇痛特性是由其抑制单胺（三环类）、5- 羟色胺和去甲肾上腺素再摄取的效力介导的（Artigas et al., 2002；Gilron et al., 2015）。

2.8　下行易化控制

脑干下行易化控制系统，特别是 RVM，可以增强脊髓的痛觉刺激。Fields 及其同事（1992）在大鼠体内发现了 3 个家族的细胞：

（1）"ON" 细胞，该细胞激活可以促进痛觉输入在脊髓背角神经元的传递；
（2）"OFF" 细胞，该细胞激活能够增强对脊髓痛觉信息的下行抑制；
（3）对痛觉刺激无反应的 "中性" 细胞。

这些 "ON/OFF" 细胞存在于脊髓上结构中，不同程度地参与恐惧、疾病和心理压力调控，从而增强或抑制疼痛。脑干结构介导的疼痛抑制和疼痛易化之间的动态平衡变化可能导致病理性疼痛（Heinricher et al., 2009）。

2.9　不同年龄阶段疼痛的差异

随着年龄的增长，感觉信号越来越慢、越来越弱，疼痛预警系统敏感性逐渐降低。除了易化和抑制途径之间的平衡被破坏，其他因素如抑郁症、认知障碍、既往疼痛经历、身体形象的改变和社交孤立等都会影响老年人的临床疼痛表现。在临床环境中，医疗从业人员需要照顾由健康的社区居民和健康状况各异的衰弱的 "高龄" 老年人组成的群体（Pickering, 2005）。

急性疼痛，特别是内脏疼痛，具有年龄差异性，往往是文献关注的重点。与内脏疼痛相关的疾病，如心肌梗死、肾脏疾病、胆结石和胸膜炎，在老年人各项疾病的发生率和死亡率中占有很大的比重。

另外，内脏疼痛发生和传导过程的复杂性在于，它往往定位不准确（经常转移到其他地方），而且不一定与组织损伤有关（Raja, 1999），这使得对老年人的诊断更加困难（Pickering, 2005）。与年轻人相比，老年人腹痛症状不明显，特别是溃疡疾病（Clinch et al., 1984；Hilton et al., 2001）、阑尾炎和腹膜炎（Albano et al., 1975）及胰腺炎（Lankisch et al., 1991；Wilson and Imrie, 1988）中的疼痛。与年轻人相比，老年人急性疼痛表现不典型、疼痛强度较低，如心脏疼痛（Tresch, 1996）、肺部疾病疼痛（Liston et al., 1994；Timmons et al., 2003）和口腔疼痛（Pau et al., 2003）。

慢性疼痛影响着 25% ~ 80% 的老年人（Pereira et al., 2014），在高龄老年人群中更严重（Rustøen et al., 2005），尤其是在患有肌肉骨骼疾病、灼口综合征和神经性疼痛的情况下（Pickering, 2005）。然而，研究表明，疼痛主诉在中年人群最多，在老年人群中则有所下降（Andersson et al., 1993；Cook et al., 1989；Gagliese and Melzack, 1999；Lipton et al., 1993；Wright et al., 1995），尤其是偏头痛、颞下颌关节疼痛和面部疼痛（Pickering, 2005）。此外，随着年龄的增长，影响日常生活的疼痛的发生率逐渐增加（Thomas et al., 2004），这可能是因为骨关节炎是导致老年人疼痛的主要疾病，且合并症会加剧活动受限（Pickering, 2005）。

2.9.1　疼痛感知和疼痛阈值随年龄增长的变化

2.9.1.1　老年人临床疼痛报告的变化

老年人的临床疼痛报告（多数为非随机对照研究）表明，他们在各种躯体和内脏疾病（例如，心肌缺血、肺炎、阑尾炎、消化性溃疡、术后疼痛和癌症等）中，疼痛的频率和严重程度可能要低得多（Pickering, 2005）。在控制了心肌缺血的严重程度后，胸痛程度会降低（Rittger et al., 2011）。一项针对 1 500 多例恶性肿瘤患者的回顾性研究显示，年轻人和老年人的疼痛发生率存在类似的年龄差异（55% 和 26%）（Cherng et al., 1991），且老年人报告的疼痛严重程度有所下降（Caraceni and Portenoy, 1999）。在术后恢复期的老年人，疼痛强度会随着年龄的

增长有所变化，60 岁以上的老年人年龄每增加 10 岁，疼痛强度降低 10%～20%
（Thomas et al., 1998）。90 岁之前放射性骨关节炎的发生率随年龄增长上升，毫
无疑问，这在很大程度上将导致老年人的疼痛。然而，有关骨关节炎疼痛严重程
度的报告并没有显示出与年龄增长的相关性。据报道，在控制了疾病的严重程度
后，骨关节炎疼痛的发生率会随着年龄的增长而下降（Parker et al., 1988）、增加
（Chiou et al., 2009）或没有变化（Gagliese and Melzack，1997）。鉴于上述研究多
数为非随机对照的临床病例报告，因此无法确定观察到的疼痛发生率下降是否反
映了疼痛实际的年龄差异或疾病严重程度的差异和（或）报告疼痛的意愿。尽管
如此，根据现有证据，年龄的增长与疼痛严重程度及疼痛频率降低存在相关性，
这对临床诊断和管理具有重要意义。由于一些潜在的原因，包括合并症、疼痛信
念改变、年龄相关的生理功能变化，以及痛觉系统本身的变化，非典型疼痛在老
年人中更常见。

2.9.1.2 社会心理因素对老年人疼痛感知的重要性

随着年龄的增长，一些社会心理因素，如疼痛信念、症状意义和恐惧等，可
以改变老年人对疼痛的感知（Gibson，2005）。疼痛通常与疾病有关，意味着功能
和独立性的丧失，甚至死亡。然而，相比年轻人，老年人并不认为所有的疼痛都
是导致健康状况改变的主要压力源。事实上，研究表明，并非所有的疼痛都会影
响日常生活活动（Thomas et al., 2004）或导致功能障碍，而可能与自我健康状况
良好有关（Collerton et al., 2009）。可以认为，遭受疼痛折磨的老年人身体健康状
况较差（Collis and Waterfield, 2015；Reichstadt et al., 2007；Young et al., 2009）。
老年人疼痛症状与健康自我评价之间缺乏相关性的原因是他们理解健康状况是动
态的，且通常会随着年龄增长而下降（Ebrahimi et al., 2012）。事实上，老年人认
为疼痛是与年龄增长相关的自然过程，所以他们更能够接受疼痛，对疼痛治疗缺
乏兴趣（Collis and Waterfield, 2015；Gignac et al., 2006；Grime et al., 2010）。老
年人对疼痛的态度和信念的其他变化与疼痛忍耐力（与年龄相关）有关（Gibson，
2005；Yong et al., 2003）。因此，坚忍的态度与老年人疼痛报告不足有关（Abdulla
et al., 2013）。这些与信念相关的社会心理因素的变化以及将疼痛视为生理衰老
的错误归因，导致老年人对疼痛感知的改变和将疼痛作为警报信号的重视程度降
低，从而降低了医疗保健提供者提供适当疼痛管理的能力。

2.9.2 老年人疼痛的病理生理学变化

据研究显示，65 岁以上的老年人中有很高比例的人患有一种或多种慢性疾病，这些疾病影响生活质量。神经系统疾病是由神经系统的损伤或疾病导致的，会影响个体的寿命。这可能会给个体带来一系列问题，包括活动障碍、视觉或听觉丧失等感官问题、疼痛和感觉改变、痴呆或认知 / 行为障碍和沟通障碍（表现为言语困难以及不能完全理解别人所说或所写的内容）（Turner-Stokes et al.，2008）。

老年人疼痛管理至关重要，但无论在家庭、养老院还是医院护理中，疼痛管理仍然不足（Boerlage et al.，2008；Gibson and Lussier，2012；Mehta et al.，2010；Miró et al.，2007）。外周神经系统和中枢神经系统都会受到增龄相关的神经元和神经纤维功能减弱的影响。据报道，老年人的外周神经在功能、结构和生物化学方面都会发生变化。研究表明，随着年龄的增长，无髓纤维和有髓纤维的密度降低，有损伤或变性的迹象，从而导致外周神经传导速度明显下降（Drac et al.，1991；Verdú et al.，2000）。在不同的研究中，与年龄相关的疼痛阈值的变化是不一致的，但一项包括 40 项针对伤害性电刺激、机械刺激和热刺激研究的荟萃分析（Gibson and Farrell，2004）表明，疼痛阈值随着年龄的增长而增高，这意味着老年人对中度疼痛不太敏感。这些研究结果与疼痛阈值较低的老年人的疼痛严重程度和持续性疼痛发生率结果是一致的，表明老年人疼痛早期预警功能受损，疼痛主诉减少，从而导致创伤或疾病（腹痛、心肌梗死、肺栓塞等）延迟诊断的风险增加（Edwards，2005；Gibson and Farrell，2004；Pickering，2005）。

疼痛感的这些变化归因于外周和中枢神经系统结构（轴突退化和髓鞘减少）、神经化学（脊髓和脊髓上水平的 P 物质、CGRP 和生长抑素水平降低）以及功能的改变，其中包括阿片系统和 5- 羟色胺能系统的神经化学退化（Banerjee and Poddar，2016；Bergman et al.，1996；Gagliese and Farrell，2005；Helme and McKernan，1985；Hukkanen et al.，2002；Li and Duckles，1993）。同时，NMDA 受体的表达和密度也有所下降（Magnusson et al.，2010；Piggott et al.，1992）；在脊髓上部位，一些神经递质，如 γ- 氨基丁酸（GABA）、去甲肾上腺素、多巴胺、谷氨酸、乙酰胆碱、阿片类物质的合成和结合减少（Amenta et al.，1991；Barili et al.，1998）。随着年龄的增长，起源于脑干、通过阿片系统和 5- 羟色胺能系统在脊髓水平发挥镇痛作用的内源性疼痛抑制系统也会发生改变（Hamm and Knisely, 1985, 1986; Riley et al., 2010）。在几项研究中，相比健康的年轻人，衰老还与 DNIC 响应机制的减弱有关（Edwards, 2005; Kosek and Ordeberg, 2000; Lariviere et al., 2007）。这种改变会降低老年人处理严重疼痛的能力，导致疼痛时间延长和疼痛易感性增强。在衰老过程中，参与疼痛感觉整合和解释的大脑区域可能会发生改变，但对于这种疼痛处理的描述并不充分。然而，一项研究表明，在正常衰老过程中，疼痛感知的改变与疼痛处理区域的功能改变而非结构改变有关，尤其是在 S1 的岛叶和体觉皮质（图 2.4）。

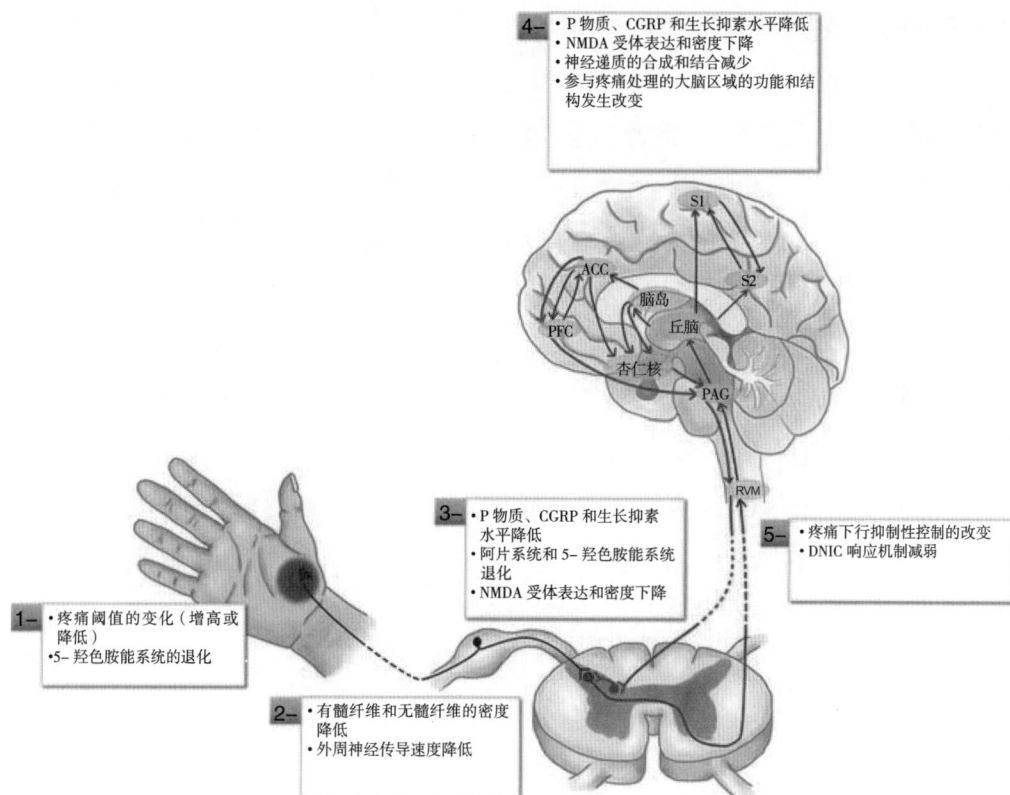

图 2.4　老年人疼痛处理过程的病理生理学变化

除了病理生理学因素，认知状态也在疼痛感知中起决定性作用。老龄以及常伴随老龄的神经退行性疾病往往会导致注意力、专注力、警觉性、记忆力等功能受损或丧失，这会使患者减少对疼痛的主诉，或影响他们对疼痛信号的理解而产生偏差（Achterberg et al., 2013; Pieper et al., 2013）。

2.9.3 老年人中枢神经系统的变化：痴呆的影响

随着年龄的增长，中枢神经系统发生退行性改变，疼痛处理系统也发生了变化。对人脑的研究表明，神经元及脑容量的减少在前额叶皮质和海马体最为明显，而在中脑和脑干区域则不太明显（Edwards，2005；Farrell，2012）。神经元丢失导致灰质体积减小，进而导致神经元萎缩、突触棘和树突突触减少（Dickstein et al.，2007；Farrell，2012；Peters and Rosene，2003）。

随着年龄的增长，痴呆风险增加。由于痴呆患者的沟通交流能力下降，对这一人群的疼痛评估和疼痛管理变得更加困难。Scherder 认为，理解影响大脑疼痛处理通路的神经病理机制，可以提高疼痛评估的可靠性，并降低老年人疼痛治疗不足的风险（2017）。Scherder 及其同事的几项研究表明，不同的神经病理亚型，如阿尔茨海默病（AD）、额颞叶痴呆、皮质下血管性痴呆、多发性硬化或帕金森病，疼痛处理的改变也有所不同（Binnekade et al.，2017；Scherder et al.，2005）。受这些改变影响的疼痛处理系统是内侧和外侧疼痛系统。关于这两个系统的全面描述，请参见 Scherder 等人的研究（2003）。

在 AD 中，内侧疼痛系统的大部分区域发生退行性改变，包括杏仁核和海马体，导致疼痛记忆下降。此外，蓝斑、ACC、杏仁核、海马体和 S2 的萎缩是导致对持续性疼痛认知下降的原因，这种疼痛在养老机构的老年人中普遍存在（Helme and Gibson，2001；Scherder，2017）。伤害性信息向 S1 的传导没有中断，这就可以解释为什么在一些研究中，AD 患者的疼痛阈值与非 AD 患者的疼痛阈值没有差异（Defrin et al.，2015）。但这些发现尚不能得出以下结论：与非 AD 患者相比，AD 患者疼痛感知功能减弱能够减轻他们的疼痛（Scherder，2017）。事实上，Cole 及其同事进行的一项研究表明，对 AD 患者施加伤害性机械刺激后，内侧和外侧疼痛系统的活动都没有受到影响（2006）。

在血管性痴呆中，皮质下白质病变（Barber et al.，1999）导致皮质和皮质下区域之间的疼痛感觉传入中断（Farrell et al.，1996；Mori，2002），这就解释了认知障碍程度与疼痛的正相关性（Scherder et al.，2015）。

研究表明，与其他类型的痴呆患者相比，额颞叶痴呆患者的疼痛阈值更高，并且可能感受更少的疼痛（Bathgate et al.，2001；Carlino et al.，2010）。这些研究结果可以用流向 ACC 和前额叶皮质的脑血流量减少来解释（Varrone et al.，

2002），这两个区域在情感性疼痛处理中发挥着重要作用（Scherder, 2017）。

尽管目前已经进行了一些相关的研究，但还需要更多的临床研究来探究不同类型的痴呆对疼痛处理的影响（Scherder, 2017）。

2.10 总结

- 随着年龄的增长，生物心理社会因素和病理生理学发生变化，这是导致老年人疼痛报告率低于年轻人的原因。
- 随着年龄的增长，老年人对疼痛的信念和态度发生变化，对疼痛的接受度和忍耐度更高，这可能是疼痛治疗不足的原因之一。
- 最常见的与年龄相关的病理生理性疼痛变化是疼痛阈值增高、痛觉传入纤维密度下降和传导速度降低。
- 衰老与神经化学变化（尤其是阿片系统和 5- 羟色胺能系统退化，致痛物质减少）以及药效动力学变化（NMDA 受体表达和神经递质结合的减少）有关。
- 据报道，与年轻人相比，老年人的下行抑制性控制发生了改变。
- 参与疼痛处理的大脑区域的结构和功能的变化可能会改变老年人的疼痛感知，尤其是那些患有各种类型痴呆的老年人。

参考文献

1. Abdulla A, Adams N, Bone M, Elliott AM, Gaffin J, Jones D, et al. Guidance on the management of pain in older people. Age Ageing. 2013; 42 (Suppl 1) : i1-57.
2. Achterberg WP, Pieper MJ, van Dalen-Kok AH, de Waal MW, Husebo BS, Lautenbacher S, et al. Pain management in patients with dementia. Clin Interv Aging. 2013; 8: 1471-82.
3. Albano WA, Zielinski CM, Organ CH. Is appendicitis in the aged really different? Geriatrics. 1975; 30 (1 Sz) : 81-8.
4. Almeida TF, Roizenblatt S, Tufik S. Afferent pain pathways: a neuroanatomical review. Brain Res. 2004; 1000 (1-2) : 40-56.

5. Amenta F, Zaccheo D, Collier WL. Neurotransmitters, neuroreceptors and aging. Mech Ageing Dev. 1991; 61 (3) : 249-73.

6. Andersson HI, Ejlertsson G, Leden I, Rosenberg C. Chronic pain in a geographically defined gen- eral population: studies of differences in age, gender, social class, and pain localization. Clin J Pain. 1993; 9 (3) : 174-82.

7. Arendt-Nielsen L, Nie H, Laursen MB, Laursen BS, Madeleine P, Simonsen OH, et al. Sensitization in patients with painful knee osteoarthritis. Pain. 2010; 149 (3) : 573-81.

8. Artigas F, Nutt DJ, Shelton R. Mechanism of action of antidepressants. Psychopharmacol Bull. 002; 36 (Suppl 2) : 123-32.

9. Banerjee S, Poddar MK. Aging-induced changes in brain regional serotonin receptor binding: effect of Carnosine. Neuroscience. 2016; 319: 79-91.

10. Barber R, Scheltens P, Gholkar A, Ballard C, McKeith I, Ince P, et al. White matter lesions on mag- netic resonance imaging in dementia with Lewy bodies, Alzheimer's disease, vascular demen- tia, and normal aging. J Neurol Neurosurg Psychiatry. 1999; 67 (1) : 66-72.

11. Barili P, De Carolis G, Zaccheo D, Amenta F. Sensitivity to ageing of the limbic dopaminergic system: a review. Mech Ageing Dev. 1998; 106 (1-2) : 57-92.

12. Basbaum AI, Bautista DM, Scherrer G, Julius D. Cellular and molecular mechanisms of pain. Cell. 2009; 139 (2) : 267-84.

13. Bathgate D, Snowden JS, Varma A, Blackshaw A, Neary D. Behaviour in frontotemporal demen- tia, Alzheimer's disease and vascular dementia. Acta Neurol Scand. 2001; 103 (6): 367-78.

14. Bautista DM, Jordt S-E, Nikai T, Tsuruda PR, Read AJ, Poblete J, et al. TRPA1 mediates the inflammatory actions of environmental irritants and proalgesic agents. Cell. 2006; 124 (6) : 1269-82.

15. Bergman E, Johnson H, Zhang X, Hökfelt T, Ulfhake B. Neuropeptides and neurotrophin receptor mRNAs in primary sensory neurons of aged rats. J Comp Neurol. 1996; 375 (2): 303-19.

16. Bernard J-F, Villanueva L. Architecture fonctionnelle des systèmes nociceptifs (Chapitre 1) . In: Bouhassira D, Calvino B, editors. Douleur: physiologie, physiopathologie et pharmacologie. Dion: Arnette; 2009.

17. Binnekade TT, Van Kooten J, Lobbezoo F, Rhebergen D, Van der Wouden JC, Smalbrugge M, et al. Pain experience in dementia subtypes: a systematic review. Curr Alzheimer Res. 2017; 14 (5) : 471-85.

18. Boerlage AA, van Dijk M, Stronks DL, de Wit R, van der Rijt CCD. Pain prevalence and charac- teristics in three Dutch residential homes. Eur J Pain. 2008; 12 (7) : 910-6.

19. Budai D, Fields HL. Endogenous opioid peptides acting at mu-opioid receptors in

the dor- sal horn contribute to midbrain modulation of spinal nociceptive neurons. J Neurophysiol. 1998; 79 (2) : 677-87.

20. Calvino B. Neural basis of pain. Psychol Neuropsychiatr Vieil. 2006; 4 (1) : 7-20. Calvino B, Grilo RM. Central pain control. Joint Bone Spine. 2006; 73 (1) : 10-6.

21. Caraceni A, Portenoy RK. An international survey of cancer pain characteristics and syndromes. Pain. 1999; 82 (3) : 263-74.

22. Carlino E, Benedetti F, Rainero I, Asteggiano G, Cappa G, Tarenzi L, et al. Pain perception and tolerance in patients with frontotemporal dementia. Pain. 2010; 151 (3) : 783-9.

23. Carr DB, Goudas LC. Acute pain. Lancet. 1999; 353 (9169) : 2051-8.

24. Cherng CH, Ho ST, Kao SJ, Ger LP. The study of cancer pain and its correlates. Ma Zui Xue Za Zhi. 1991; 29 (3) : 653-7.

25. Chiou A-F, Lin H-Y, Huang H-Y. Disability and pain management methods of Taiwanese arthritic older patients. J Clin Nurs. 2009; 18 (15) : 2206-16.

26. Clinch D, Banerjee AK, Ostick G. Absence of abdominal pain in elderly patients with peptic ulcer. Age Ageing. 1984; 13 (2) : 120-3.

27. Cole LJ, Farrell MJ, Duff EP, Barber JB, Egan GF, Gibson SJ. Pain sensitivity and fMRI pain- related brain activity in Alzheimer's disease. Brain. 2006; 129 (Pt 11) : 2957-65.

28. Collerton J, Davies K, Jagger C, Kingston A, Bond J, Eccles MP, et al. Health and disease in 85 year olds: baseline findings from the Newcastle 85+ cohort study. BMJ. 2009; 339: b4904.

29. Collins S, Sigtermans MJ, Dahan A, Zuurmond WWA, Perez RSGM. NMDA receptor antagonists for the treatment of neuropathic pain. Pain Med. 2010; 11 (11) : 1726-42.

30. Collis D, Waterfield J. The understanding of pain by older adults who consider themselves to have aged successfully. Musculoskeletal Care. 2015; 13 (1) : 19-30.

31. Cook NR, Evans DA, Funkenstein HH, Scherr PA, Ostfeld AM, Taylor JO, et al. Correlates of headache in a population-based cohort of elderly. Arch Neurol. 1989; 46 (12): 1338-44.

32. Danigo A, Magy L, Demiot C. TRPV1 dans les neuropathies douloureuses-des modèles animaux aux perspectives thérapeutiques. Med Sci (Paris) . 2013; 29 (6-7) : 597-606.

33. Defrin R, Amanzio M, de Tommaso M, Dimova V, Filipovic S, Finn DP, et al. Experimental pain processing in individuals with cognitive impairment: current state of the science. Pain. 2015; 156 (8) : 1396-408.

34. Dickstein DL, Kabaso D, Rocher AB, Luebke JI, Wearne SL, Hof PR. Changes in the structural complexity of the aged brain. Aging Cell. 2007; 6 (3) : 275-84.

35. Doyle CA, Hunt SP. Substance P receptor (neurokinin-1) -expressing neurons in lamina I of the spinal cord encode for the intensity of noxious stimulation: a c-Fos study in rat.

Neuroscience. 1999; 89 (1) : 17-28.

36. Drac H, Babiuch M, Wiśniewska W. Morphological and biochemical changes in peripheral nerves with aging. Neuropatol Pol. 1991; 29 (1-2) : 49-67.

37. Dubin AE, Patapoutian A. Nociceptors: the sensors of the pain pathway. J Clin Invest. 2010; 120 (11) : 3760-72.

38. Ebrahimi Z, Wilhelmson K, Moore CD, Jakobsson A. Frail elders' experiences with and percep- tions of health. Qual Health Res. 2012; 22 (11) : 1513-23.

39. Edwards RR. Age-associated differences in pain perception and pain processing. In: Gibson SJ, Weiner DK, editors. Pain in older persons progress in pain research and management. Seattle: IASP Press; 2005. p. 45-65.

40. Farrell MJ. Age-related changes in the structure and function of brain regions involved in pain processing. Pain Med. 2012; 13 (Suppl 2) : S37-43.

41. Farrell MJ, Katz B, Helme RD. The impact of dementia on the pain experience. Pain. 1996; 67 (1) : 7-15.

42. Fields HL. Is there a facilitating component to central pain modulation? APS J. 1992; 1 (2): 71-8. Finnerup NB, Haroutounian S, Kamerman P, Baron R, Bennett DLH, Bouhassira D, et al. Neuropathic pain: an updated grading system for research and clinical practice. Pain. 2016; 157 (8) : 1599.

43. Gagliese L, Farrell M. The neurobiology of aging, nociception, and pain: an integration of animal and human experimental evidence. In: Gibson SJ, Weiner DK, editors. Pain in older persons progress in pain research and management. Seattle: IASP Press; 2005. p. 25-44.

44. Gagliese L, Melzack R. Age differences in the quality of chronic pain: a preliminary study. Pain Res Manag. 1997; 2 (3) : 157-62.

45. Gagliese L, Melzack R. Age differences in the response to the formalin test in rats. Neurobiol Aging. 1999; 20 (6) : 699-707.

46. Gangadharan V, Kuner R. Pain hypersensitivity mechanisms at a glance. Dis Model Mech. 2013; 6 (4) : 889-95.

47. Gatchel RJ, Peng YB, Peters ML, Fuchs PN, Turk DC. The biopsychosocial approach to chronic pain: scientific advances and future directions. Psychol Bull. 2007; 133 (4) : 581-624.

48. Gibson SJ. Age differences in psychosocial aspects of pain. In: Gibson SJ, Weiner DK, editors. Pain in older persons progress in pain research and management. Seattle: IASP Press; 2005. p. 87-107.

49. Gibson SJ, Farrell M. A review of age differences in the neurophysiology of nociception and the perceptual experience of pain. Clin J Pain. 2004; 20 (4) : 227-39.

50. Gibson SJ, Lussier D. Prevalence and relevance of pain in older persons. Pain Med.

2012; 13 (Suppl 2) : S23-6.

51. Gignac MAM, Davis AM, Hawker G, Wright JG, Mahomed N, Fortin PR, et al. 'What do you expect? You're just getting older': a comparison of perceived osteoarthritis-related and aging- related health experiences in middle- and older-age adults. Arthritis Rheum. 2006; 55 (6) : 905-12.

52. Gilron I, Baron R, Jensen T. Neuropathic pain: principles of diagnosis and treatment. Mayo Clin Proc. 2015; 90 (4) : 532-45.

53. Grime J, Richardson JC, Ong BN. Perceptions of joint pain and feeling well in older people who reported being healthy: a qualitative study. Br J Gen Pract. 2010; 60 (577) : 597-603.

54. Hamm RJ, Knisely JS. Environmentally induced analgesia: age-related decline in a neurally medi- ated, nonopioid system. Psychol Aging. 1986; 1 (3) : 195-201.

55. Hamm RJ, Knisely JS. Environmentally induced analgesia: an age-related decline in an endog- enous opioid system. J Gerontol. 1985; 40 (3) : 268-74.

56. Heinricher MM, Tavares I, Leith JL, Lumb BM. Descending control of nociception: specificity, recruitment and plasticity. Brain Res Rev. 2009; 60 (1) : 214-25.

57. Helme RD, Gibson SJ. The epidemiology of pain in elderly people. Clin Geriatr Med. 2001; 17 (3) : 417-31.

58. Helme RD, McKernan S. Neurogenic flare responses following topical application of capsaicin in humans. Ann Neurol. 1985; 18 (4) : 505-9.

59. Hilton D, Iman N, Burke GJ, Moore A, O'Mara G, Signorini D, et al. Absence of abdomi- nal pain in older persons with endoscopic ulcers: a prospective study. Am J Gastroenterol. 2001; 96 (2) : 380-4.

60. Hukkanen M, Platts LAM, Corbett SA, Santavirta S, Polak JM, Konttinen YT. Reciprocal age- related changes in GAP-43/B-50, substance P and calcitonin gene-related peptide (CGRP) expression in rat primary sensory neurones and their terminals in the dorsal horn of the spinal cord and subintima of the knee synovium. Neurosci Res. 2002; 42 (4) : 251-60.

61. IASP Task Force on Taxonomy. Classification of chronic pain: descriptions of chronic pain syn- dromes and definitions of pain terms. In: Merskey H, Bogduk N, editors. International associa- tion for the study of pain. 2nd ed. Seattle: IASP Press; 1994. p. 222.

62. IASP Taxonomy Working Group. Classification of chronic pain, 2nd ed. (Revised) . Seattle: IASP Press; 2011. [cited 2018 Jan 14]. Available from: https: //www.iasp-pain. org/PublicationsNews/ Content.aspx?ItemNumber=1673.

63. Ji R-R, Kohno T, Moore KA, Woolf CJ. Central sensitization and LTP: do pain and memory share similar mechanisms? Trends Neurosci. 2003; 26 (12) : 696-705.

64. Kieffer BL, Gavériaux-Ruff C. Exploring the opioid system by gene knockout. Prog Neurobiol. 2002; 66 (5) : 285-306.

65. Klein T, Magerl W, Rolke R, Treede R-D. Human surrogate models of neuropathic pain. Pain. 2005; 115 (3) : 227-33.

66. Kosek E, Ordeberg G. Abnormalities of somatosensory perception in patients with painful osteoar- thritis normalize following successful treatment. Eur J Pain. 2000; 4 (3): 229-38.

67. Kwan KY, Allchorne AJ, Vollrath MA, Christensen AP, Zhang D-S, Woolf CJ, et al. TRPA1 con- tributes to cold, mechanical, and chemical nociception but is not essential for hair-cell trans- duction. Neuron. 2006; 50 (2) : 277-89.

68. Lankisch PG, Schirren CA, Kunze E. Undetected fatal acute pancreatitis: why is the disease so frequently overlooked? Am J Gastroenterol. 1991; 86 (3) : 322-6.

69. Larivière M, Goffaux P, Marchand S, Julien N. Changes in pain perception and descending inhibi- tory controls start at middle age in healthy adults. Clin J Pain. 2007; 23 (6) : 506-10.

70. Latremoliere A, Woolf CJ. Central sensitization: a generator of pain hypersensitivity by central neural plasticity. J Pain. 2009; 10 (9) : 895-926.

71. Lautenbacher S, Rollman GB. Possible deficiencies of pain modulation in fibromyalgia. Clin J Pain. 1997; 13 (3) : 189-96.

72. Le Bars D, Adam F. Nociceptors and mediators in acute inflammatory pain. Ann Fr Anesth Reanim. 2002; 21 (4) : 315-35.

73. Le Bars D, Villanueva L, Bouhassira D, Willer JC. Diffuse noxious inhibitory controls (DNIC) in animals and in man. Patol Fiziol Eksp Ter. 1992; 4: 55-65.

74. Lesniak A, Lipkowski AW. Opioid peptides in peripheral pain control. Acta Neurobiol Exp (Wars) . 2011; 71 (1) : 129-38.

75. Li Y, Duckles SP. Effect of age on vascular content of calcitonin gene-related peptide and mesen- teric vasodilator nerve activity in the rat. Eur J Pharmacol. 1993; 236 (3) : 373-8.

76. Lipton RB, Pfeffer D, Newman LC, Solomon S. Headaches in the elderly. J Pain Symptom Manag. 1993; 8 (2) : 87-97.

77. Liston R, McLoughlin R, Clinch D. Acute pneumothorax: a comparison of elderly with younger patients. Age Ageing. 1994; 23 (5) : 393-5.

78. Loeser JD. Concepts of pain. In: Stanton-Hicks J, Boaz R, editors. Chronic low back pain. New York: Raven Press; 1982.

79. Magnusson KR, Brim BL, Das SR. Selective vulnerabilities of N-methyl-D-aspartate (NMDA) receptors during brain aging. Front Aging Neurosci. 2010; 2: 11.

80. Mantyh PW, Rogers SD, Honore P, Allen BJ, Ghilardi JR, Li J, et al. Inhibition of

hyperal- gesia by ablation of lamina I spinal neurons expressing the substance P receptor. Science. 1997; 278 (5336) : 275-9.

81. McCaffery M, Beebe A. Pain: clinical manual for nursing practice. St. Louis, Missouri: C.V. Mosby; 1989.

82. Mehta SS, Siegler EL, Henderson CR, Reid MC. Acute pain management in hospitalized patients with cognitive impairment: a study of provider practices and treatment outcomes. Pain Med. 2010; 11 (10) : 1516-24.

83. Millan MJ. The induction of pain: an integrative review. Prog Neurobiol. 1999; 57 (1) : 1-164.

84. Miró J, Paredes S, Rull M, Queral R, Miralles R, Nieto R, et al. Pain in older adults: a prevalence study in the Mediterranean region of Catalonia. Eur J Pain. 2007; 11 (1) : 83-92.

85. Mori E. Impact of subcortical ischemic lesions on behavior and cognition. Ann N Y Acad Sci. 2002; 977: 141-8.

86. Nieto-Rostro M, Sandhu G, Bauer CS, Jiruska P, Jefferys JGR, Dolphin AC. Altered expression of the voltagegated calcium channel subunit α2δ -1: a comparison between two experimental models of epilepsy and a sensory nerve ligation model of neuropathic pain. Neuroscience. 2014; 283: 124-37.

87. Neumann S, Braz JM, Skinner K, Llewellyn-Smith IJ, Basbaum AI. Innocuous, not noxious, input activates PKCgamma interneurons of the spinal dorsal horn via myelinated afferent fibers. J Neurosci. 2008; 28 (32) : 7936-44.

88. Ossipov MH, Morimura K, Porreca F. Descending pain modulation and chronification of pain. Curr Opin Support Palliat Care. 2014; 8 (2) : 143-51.

89. Parker J, Frank R, Beck N, Finan M, Walker S, Hewett JE, et al. Pain in rheumatoid arthritis: relationship to demographic, medical, and psychological factors. J Rheumatol. 1988; 15 (3) : 433-7.

90. Patel R, Dickenson AH. Mechanisms of the gabapentinoids and α 2 δ-1 calcium channel subunit in neuropathic pain. Pharmacol Res Perspect. 2016; 4 (2) : e00205.

91. Pau AKH, Croucher R, Marcenes W. Prevalence estimates and associated factors for dental pain: a review. Oral Health Prev Dent. 2003; 1 (3) : 209-20.

92. Pereira LV, de Vasconcelos PP, Souza LAF, de Pereira Gilberto A, Nakatani AYK, Bachion MM. Prevalence and intensity of chronic pain and self-perceived health among elderly people: a population-based study. Rev Lat Am Enfermagem. 2014; 22 (4) : 662-9.

93. Peters A, Rosene DL. In aging, is it gray or white? J Comp Neurol. 2003; 462 (2) : 139-43.

94. Petrenko AB, Yamakura T, Baba H, Shimoji K. The role of N-methyl-D-aspartate

(NMDA) recep- tors in pain: a review. Anesth Analg. 2003; 97 (4) : 1108-16.

95. Peyron R, Laurent B, García-Larrea L. Functional imaging of brain responses to pain. A review and meta-analysis (2000) . Neurophysiol Clin. 2000; 30 (5) : 263-88.

96. Pezet S. Neurotrophins and pain. Biol Aujourdhui. 2014; 208 (1) : 21-9.

97. Pezet S, Malcangio M, Lever IJ, Perkinton MS, Thompson SWN, Williams RJ, et al. Noxious stimulation induces Trk receptor and downstream ERK phosphorylation in spinal dorsal horn. Mol Cell Neurosci. 2002; 21 (4) : 684-95.

98. Pickering G. Age differences in clinical pain state. In: Gibson SJ, Weiner DK, editors. Pain in older persons progress in pain research and management. Seattle: IASP Press; 2005. p. 67-85.

99. Pickering G, Pereira B, Dufour E, Soule S, Dubray C. Impaired modulation of pain in patients with postherpetic neuralgia. Pain Res Manag. 2014; 19 (1) : e19-23.

100.Pielsticker A, Haag G, Zaudig M, Lautenbacher S. Impairment of pain inhibition in chronic tension-type headache. Pain. 2005; 118 (1-2) : 215-23.

101.Pieper MJC, van Dalen-Kok AH, Francke AL, van der Steen JT, Scherder EJA, Husebø BS, et al. Interventions targeting pain or behaviour in dementia: a systematic review. Ageing Res Rev. 2013; 12 (4) : 1042-55.

102.Piggott MA, Perry EK, Perry RH, Court JA. [3H]MK-801 binding to the NMDA receptor com- plex, and its modulation in human frontal cortex during development and aging. Brain Res. 1992; 588 (2) : 277-86.

103.Purves D, Augustine GJ, Fitzpatrick D, Katz LC, LaMantia A-S, McNamara JO, et al. The physi- ological basis of pain modulation. 2nd ed. Sunderland (MA) : Neuroscience; 2001.

104.Raja SN. Peripheral neural mechanisms of nociception. In: Melzack R, Walls PD, editors. Textbook of pain. 4th ed. London: Churchill Livingstone; 1999. p. 11-45.

105.Reichstadt J, Depp CA, Palinkas LA, Folsom DP, Jeste DV. Building blocks of successful aging: a focus group study of older adults' perceived contributors to successful aging. Am J Geriatr Psychiatry. 2007; 15 (3) : 194-201.

106.Rexed B. The cytoarchitectonic organization of the spinal cord in the cat. J Comp Neurol. 1952; 96 (3) : 414-95.

107.Riley JL, King CD, Wong F, Fillingim RB, Mauderli AP. Lack of Endogenous Modulation but Enhanced Decay of Prolonged Heat Pain in Older Adults. Pain. 2010; 150 (1) : 153-60.

108.Rittger H, Rieber J, Breithardt OA, Dücker M, Schmidt M, Abbara S, et al. Influence of age on pain perception in acute myocardial ischemia: a possible cause for delayed treatment in elderly patients. Int J Cardiol. 2011; 149 (1) : 63-7.

109.Rustøen T, Wahl AK, Hanestad BR, Lerdal A, Paul S, Miaskowski C. Age and the experience of chronic pain: differences in health and quality of life among younger, middle-aged, and older adults. Clin J Pain. 2005; 21 (6) : 513-23.

110. Sandrini G, Rossi P, Milanov I, Serrao M, Cecchini AP, Nappi G. Abnormal modulatory influence of diffuse noxious inhibitory controls in migraine and chronic tension-type headache patients. Cephalalgia. 2006; 26 (7) : 782-9.

111. Scherder EJA. Pain in people with dementia-its relationship to neuropathology. In: Lautenbacher S, Gibson SJ, editors. Pain in dementia. Seattle: IASP Press; 2017. p. 71-84.

112. Scherder EJA, Plooij B, Achterberg WP, Pieper M, Wiegersma M, Lobbezoo F, et al. Chronic pain in 'probable' vascular dementia: preliminary findings. Pain Med. 2015; 16 (3) : 442-50.

113. Scherder EJA, Sergeant JA, Swaab DF. Pain processing in dementia and its relation to neuropathol- ogy. Lancet Neurol. 2003; 2 (11) : 677-86.

114. Scherder E, Wolters E, Polman C, Sergeant J, Swaab D. Pain in Parkinson's disease and mul- tiple sclerosis: its relation to the medial and lateral pain systems. Neurosci Biobehav Rev. 2005; 29 (7) : 1047-56.

115. Schmidt R, Willis W, editors. Nociceptive specific neurons. In: Encyclopedia of pain [internet]. Berlin: Springer; 2007 [cited 2018 Jan 14]. p. 1379. Available from: https: //link.springer.com/ referenceworkentry/10.1007/978-3-540-29805-2_2770

116. Shih Y-YI, Chiang Y-C, Chen J-C, Huang C-H, Chen Y-Y, Liu R-S, et al. Brain nociceptive imaging in rats using (18) f-fluorodeoxyglucose small-animal positron emission tomography. Neuroscience. 2008; 155 (4) : 1221-6.

117. Thomas E, Peat G, Harris L, Wilkie R, Croft PR. The prevalence of pain and pain interference in a general population of older adults: cross-sectional findings from the North Staffordshire Osteoarthritis Project (NorStOP) . Pain. 2004; 110 (1-2) : 361-8.

118. Thomas T, Robinson C, Champion D, McKell M, Pell M. Prediction and assessment of the severity of post-operative pain and of satisfaction with management. Pain. 1998; 75 (2) : 177-85.

119. Timmons S, Kingston M, Hussain M, Kelly H, Liston R. Pulmonary embolism: differences in presentation between older and younger patients. Age Ageing. 2003; 32 (6): 601-5.

120. Todd AJ. Anatomy of primary afferents and projection neurones in the rat spinal dorsal horn with particular emphasis on substance P and the neurokinin 1 receptor. Exp Physiol. 2002; 87 (2) : 245-9.

121. Tresch DD. Signs and symptoms of heart failure in elderly patients. Am J Geriatr Cardiol. 1996; 5 (1) : 27-33.

122. Turner-Stokes L, Sykes N, Silber E. Long-term neurological conditions: management at

the inter- face between neurology, rehabilitation and palliative care. Clin Med. 2008; 8 (2): 186-91.

123. Varrone A, Pappatà S, Caracò C, Soricelli A, Milan G, Quarantelli M, et al. Voxel-based compari-son of rCBF SPET images in frontotemporal dementia and Alzheimer's disease highlights the involvement of different cortical networks. Eur J Nucl Med. 2002; 29 (11) : 1447-54.

124. Verdú E, Ceballos D, Vilches JJ, Navarro X. Influence of aging on peripheral nerve function and regeneration. J Peripher Nerv Syst. 2000; 5 (4) : 191-208.

125. Wilson C, Imrie CW. Deaths from acute pancreatitis: why do we miss the diagnosis so frequently? Int J Pancreatol. 1988; 3 (4) : 273-81.

126. Woolf CJ, Salter MW. Neuronal plasticity: increasing the gain in pain. Science. 2000; 288 (5472) : 1765-9.

127. Wright D, Barrow S, Fisher AD, Horsley SD, Jayson MI. Influence of physical, psychological and behavioural factors on consultations for back pain. Br J Rheumatol. 1995; 34 (2) : 156-61.

128. Yong H-H, Bell R, Workman B, Gibson SJ. Psychometric properties of the pain attitudes question- naire (revised) in adult patients with chronic pain. Pain. 2003; 104 (3): 673-81.

129. Young Y, Frick KD, Phelan EA. Can successful aging and chronic illness coexist in the same individ-ual? A multidimensional concept of successful aging. J Am Med Dir Assoc. 2009; 10 (2) : 87-92.

130. Zhou H-Y, Chen S-R, Pan H-L. Targeting N-methyl-D-aspartate receptors for treatment of neuro- pathic pain. Expert Rev Clin Pharmacol. 2011; 4 (3) : 379-88.

131. Zimmermann M. Pathobiology of neuropathic pain. Eur J Pharmacol. 2001; 429 (1-3) : 23-37.

老年人疼痛评估

3

Thomas Fischer, Erika Sirsch, Irmela Gnass, and Sandra Zwakhalen

摘　要

　　疼痛评估是充分实施老年人疼痛管理的关键步骤。本章强调了疼痛评估是全面、多维临床评估的重要部分。尽管疼痛评估使用标准化的筛查、评估和监测工具，但仍需要根据患者的具体情况进行调整。就老年人疼痛评估而言，"一种方法并不适合所有人"是一个基本原则。受很多因素影响，疼痛是一种个人的主观体验，需要采取全面、广泛的评估方法。在本章中，通过几个案例研究强调了在评估老年人疼痛时需要考虑的差异和因素。

T. Fischer
Evangelische Hochschule Dresden，University of Applied Sciences for Social Work，
Education and Nursing，Dresden，Germany
e-mail：Thomas.Fischer@ehs-dresden.de

E. Sirsch
Philosophisch-Theologische Hochschule Vallendar，Vallendar，Germany
e-mail：esirsch@pthv.de

I. Gnass
Paracelsus Medical University，Institute of Nursing Science and Practice，Salzburg，Austria
e-mail：irmela.gnass@pmu.ac.at

S. Zwakhalen（✉）
Department of Health Services Research，Maastricht University，Maastricht，The Netherlands
e-mail：s.zwakhalen@maastrichtuniversity.nl

© Springer International Publishing AG，part of Springer Nature 2018
G. Pickering et al.（eds.），Pain Management in Older Adults，Perspectives in Nursing
Management and Care for Older Adults，https：//doi.org/10.1007/978-3-319-71694-7_3

3.1　疼痛：生物－心理－社会模型

自 20 世纪 60 年代以来，国际疼痛研究协会（IASP）一直使用生物－心理－社会模型来定义疼痛，将疼痛描述为一种多维现象。根据 Melzack 和 Wall 的定义（1996），疼痛包括 3 个维度：感觉－辨别、情感－动机和认知－评价。感觉－辨别维度是指疼痛的定位、感知的疼痛强度和疼痛性质（疼痛的感觉）。情感－动机维度首先涉及情感特征，即如何从情感上感知疼痛，例如，疼痛是否被认为是可怕的、令人沮丧或恐惧的。认知－评价维度是指对疼痛、疼痛的原因和预期过程或预期治疗效果的思考和反思。这些不同的疼痛维度为疼痛评估过程提供了参考（Sirsch et al., 2015a）。

3.2　疼痛评估：系统评估方法

系统的评估应该贯穿疼痛管理的整个过程。疼痛评估是指具备特定技能的医务人员使用专门的工具和方法来收集及整理有关患者及其疼痛体验的信息。疼痛评估不仅仅包括疼痛强度评分，还应根据患者个体情况，考虑疼痛类型、环境和患者特征（如年龄或特殊情况，如痴呆）。

疼痛的多维性，包括其感觉、情感、认知和社会部分（Williams and Craig, 2016），应通过不同的疼痛评估方式来体现，从而为疼痛管理提供依据。疼痛评估旨在：

"……进行鉴别诊断；预测对治疗的反应；评估疼痛的特征以及疼痛对患者生活的影响；协助确定失能和体能限制程度；监测治疗开始后的进展情况；评估治疗的有效性以及修改治疗方案的必要性。"（Turk and Melzack, 2011）

从概念上讲，评估是诊断的一部分，但又区别于实际诊断（Reuschenbach, 2011），同时，评估也是诊断和临床决策的重要组成部分（Lipschick et al., 2009）。在临床实践中，评估、诊断、临床决策作为护理过程的要素是密不可分的（Alfaro-LeFevre, 2014）。

任何形式的评估都不应仅限于使用标准化的工具和指标，而应始终对特定现象或概念（如疼痛）进行针对性评估。评估不仅仅包括现象的生理或病理生理方面，还包括心理或社会方面（Reuschenbach，2011）以及功能和参与方面（Kompetenz-Centrum Geriatrie beim Medizinischen Dienst der Krankenversicherung Nord，2009）。鉴于疼痛的多维性及其可能对老年人生活产生的影响，采取全面的评估方法至关重要。

临床实践中的疼痛评估是一个持续的过程，可以分为 3 个阶段（图 3.1）。

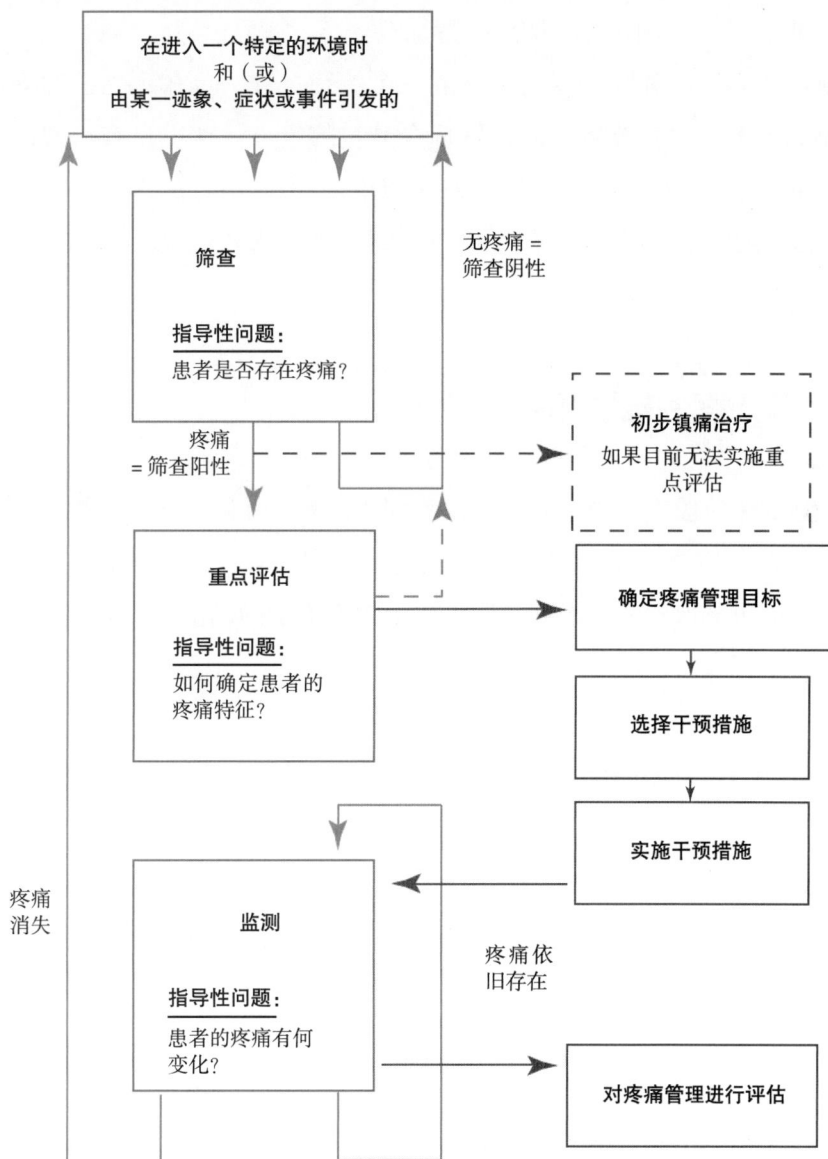

图 3.1　疼痛筛查、评估和监测程序（来源：German Pain Society and DZNE，2017）

（1）筛查：筛查用于识别那些有可能发展为特定健康问题的患者或已经受到疼痛等困扰的患者（Alfaro-LeFevre，2014；Wilkinson，2007）。疼痛的临床筛查应基于以下问题："患者是否存在疼痛？"。如果识别出疼痛或疼痛相关问题，则筛查结果为阳性，接下来应进行重点评估。

（2）重点评估：重点评估的目的是详细探讨具体的健康问题或状况（Alfaro-LeFevre，2014；Wilkinson，2007），从而做出诊断，为临床决策干预提供基础。同时，也为评价干预措施的有效性提供参考。对疼痛的重点评估应基于以下问题："如何确定患者的疼痛特征？"。

（3）监测：监测是针对所有疼痛患者的一个持续过程，旨在评估已知问题的情况和干预实施的有效性，以及发现在最初的重点评估中没有出现的新问题（Wilkinson，2012）。疼痛监测应基于以下问题："患者的疼痛有何变化？"。疼痛监测的结果可能会影响下一步干预措施的选择和实施。

3.3 老年人案例描述和疼痛评估

在上述 3 个阶段中，护士必须考虑不同的因素，并能够区分慢性疼痛和急性疼痛（见第 2 章）。护士还需要考虑老年人的不同需求，以及他们由于身体功能或认知障碍而可能遇到的一系列问题。以下 3 个案例阐述了与疼痛评估相关的不同需求。

3.3.1 案例 1：老年骨折患者的急性疼痛

Thomas 夫人是一位 92 岁的寡妇，一直独自生活。她患有骨质疏松症。最近，她在花园散步时摔倒，导致左髋部骨折。经过手术治疗后，她进入疗养院进行康复治疗。理疗师说，Thomas 夫人一直不配合，而且她也不愿意上厕所或去餐厅吃饭。使用数字评定量表（NRS）进行疼痛日常评估，结果表明她正遭受着剧烈的疼痛，尤其是在早晨和晚上。她的身体健康状况逐渐恶化，并且发生了压疮，这进一步加剧了她的疼痛。经过多学科会诊，团队认为她需要进行物理治疗和行走训练（助行器辅助）。由于压疮，她还需要使用压力再分布和交替式充气床垫。此外，营养师每周都会对她的饮食方案进行优化，以确保她的身体健康。

3.3.2 案例 2：老年癌痛患者

Smith 先生今年 67 岁，2 年前被诊断为原发性肺癌，并接受了手术和化疗。几个月前，他开始出现中度疼痛。肿瘤专家决定进行 CT 扫描，发现肿瘤出现了转移。在服用萘普生 2 个月后，Smith 先生主诉剧烈骨痛的发作越来越频繁。在过去的几周里，由于疼痛发作的频率和严重程度不断增加，Smith 先生要求他的家庭医师增加用药剂量以缓解疼痛。最近，他咯血的问题也变得严重了，他感到疲惫和虚弱。食欲不振使他的身体状况恶化，而且由于饮食摄入减少，他出现了便秘。幸运的是，家人一直鼓励他不要放弃治疗，家人的支持对他的影响非常大。

3.3.3 案例 3：老年痴呆认知障碍患者

85 岁的 Lander 夫人被女婿带着去看病。他告诉医师，最近她不太活跃，社交活动也越来越少了。1 年前，她的生活能够完全自理，喜欢烘焙和外出散步。如今，她无法自己做饭，也很少出门。她的身体状况正在逐渐恶化。在过去的 6 个月，她的体重减轻了约 5 千克。她没有既往病史，在她的年龄阶段，属于身体相对健康。当她的女儿提到对她的担心时，她会变得很恼火，也很抗拒。她的女儿越来越频繁地来探望她，女儿担心她一直躺在床上且不想洗澡。评估显示她没有抑郁症状，但简易精神状态检查（MMSE）评分为 17/30，表明患有轻度至中度认知障碍，这与她不断下降的言语能力是一致的。最近，她越来越健忘，越来越抗拒帮助和支持，尤其是早上护理人员协助她进行日常生活活动时。她下床似乎也越来越困难，甚至会表现出攻击性行为并大声呼救。因为她行为异常，会诊时医师问 Lander 夫人是否感到疼痛。她回答模糊，并跳转到其他话题，似乎并不理解关于疼痛的问题。医师认为 Lander 夫人存在疼痛，因此要求护理人员在进行晨间护理时监测疼痛。

3.4 疼痛筛查

老年人通常都存在疼痛症状（Osterbrink et al.，2012；Lukas et al.，2015；Häuser et al.，2014），筛查有助于尽早识别疼痛患者（Lipschick et al.，2009）。由于疼痛的发生率较高，护士必须在所有医疗环境中（包括社区和医院）处理疼痛问题。

目前，关于老年人疼痛筛查的积极结果的证据很少，与疼痛减轻、生理或心理改善、生活质量改善相关的证据也非常少（German Pain Society and DZNE，2017）。尽管如此，预计以问题的形式进行定期筛查将有助于消除障碍因素、加强疼痛治疗（Kaasalainen et al.，2012），而且疼痛筛查将有助于提高对疼痛特征的认识，识别老年人疼痛的风险因素（Kompetenz- Centrum Geriatrie beim Medizinischen Dienst der Krankenversicherung Nord，2009）。老年人疼痛的高发生率使其成为所有医疗机构护理工作的一个重要方面，而对认知能力不同的老年人进行疼痛筛查则面临独特的挑战（Hadjistavropoulos et al.，2010）。以下筛查方法将有助于识别疼痛患者并制订合适的疼痛管理策略，尤其是对于那些患有认知障碍，无法用言语表达疼痛的老年人。

可以用简单的指导性问题深入了解老年人目前的疼痛状况，例如："你现在感到疼痛吗？"。这个问题还可以通过观察典型的疼痛行为来进行补充（Hadjistavropoulos et al.，2010；BPS and BGS，2007；Herr et al.，2006）。如果一个单一的问题无法提供我们想要的信息，我们可以使用数字评分法（例如，"从 0 到 10，对你的疼痛进行评分"）进行评估。3 分或更高的评分通常被认为存在疼痛。不建议老年人使用视觉模拟评分法（VAS），因为对于老年人来说使用这种方法很困难，无法准确筛查疼痛（Ferrell et al.，1995）。也可以使用其他词语来描述疼痛，同时关注当前的健康状况，例如，将问题改写为："哪里疼痛？"。

护士应该对疼痛保持高度警惕。疼痛可以通过"是"的回答来表达，即老年人表达了疼痛的存在，或者护士在与老年人沟通并观察其行为后得出这一结论。目前已经开发了一些经过验证的疼痛评估观察性工具，以确保能够对疼痛行为或特征进行系统的观察。这种观察性工具可用于筛查、综合评估和监测疼痛。为了确保能够准确使用这些工具，护士必须接受观察性评估工具的应用、分析及结果解释的培训。通常只需要针对这些工具的使用进行简单的培训。

护理认知障碍老年人的临床工作人员应意识到，了解个体行为和日常习惯是进行有效疼痛筛查的先决条件（German Pain Society and DZNE，2017；AMDA，2012）。这一点非常重要，原因之一是，对于痴呆患者来说，疼痛可能表现为个体行为或日常习惯的变化，而并不表现为典型的疼痛行为，如痛苦的面部表情。这些变化可以表现为烦躁不安或饮食行为的变化，这些变化在较长时间的观察期内更容易被识别。在急性护理环境中，如果护士对患者不了解，则疼痛筛查更具挑战性，尤其是对于认知障碍老年人。如果护士不了解患者及其疼痛特异性行为，照顾者或患者支持网络中的重要人员（如社区护士或邻居）对疼痛特异性的代替报告对于筛查和识别疼痛就至关重要（AGS Panel on Persistent Pain in Older Persons，2002）。这有助于基于患者以往经历，包括个体疼痛行为，为患者构建个体化疼痛标签。

首先，为了促进患者自我报告疼痛，给予患者足够的时间回答问题是非常重要的。此外，对于有听力障碍的患者，可以提供助听器来帮助他们自我报告疼痛。筛查问题或观察应侧重于当前状态，根据场合而定，也可以在常规护理活动中进行（Sloane et al.，2007）。疼痛筛查应该集中在休息和运动期间进行（DNQP，2015；DNQP，2011）。例如，在晨间护理时，护士可以询问老年人的疼痛情况，并观察他们在休息和运动时的疼痛表现。

在长期护理中，应在入院 24 小时内进行疼痛筛查。住院后应立即进行筛查，帮助多学科团队开始全面的疼痛评估，并制订个体化的护理计划，以预防或最大限度缓解老年人的疼痛（RNAO，2013）。在医院，虽然生命体征（心率、血压）的变化不是判断是否存在疼痛的唯一信息来源，但如果观察到异常，则应进行疼痛筛查或全面评估（RNAO，2013）。

疼痛筛查的结果（阳性和阴性，包括首选评估方法、老年人使用的描述疼痛的词语，以及听力或视觉障碍等任何困难）必须被记录在案，并在护理团队内进行讨论。存在认知或沟通障碍的老年人的个体化疼痛特征尤其重要。这些信息将为后续筛查或评估提供基线数据（RNAO，2013）。

3.5　疼痛重点评估

疼痛评估应该是一个涉及多学科的过程。根据生物 – 心理 – 社会模型，这种评估涵盖了疼痛的所有层面，旨在支持进一步治疗的决定（German Pain Society and DZNE，2017）。重点评估的目的是确定疼痛是由新发疾病引起的还是由慢性疼痛加重引起的。同时，还应考虑是否可以确定疼痛的原因和（或）疾病治疗措施是否会引起慢性疼痛（German Pain Society and DZNE，2017；AGS Panel on Persistent Pain in Older Persons，2002）。

McCaffery 提出（1968）："疼痛是体验者所说的任何东西，只要他说存在，它就存在。"该疼痛范式着重强调疼痛的自我报告，被认为是疼痛评估的"金标准"。疼痛的自我报告可以用来评估疼痛的强度，即感觉－辨别疼痛维度，这对于检测急性疼痛非常重要。然而，在重点评估过程中，还应包括疼痛的情感－动机和认知－评价维度，这同样非常重要。

每个人都应该根据自己的经验和个体情况确定自己的疼痛阈值和疼痛耐受性（McCaffery and Pasero，1999；Wright，2015）。疼痛阈值是指个体在经历强度不断增加的伤害性刺激后，能够引起疼痛反应的刺激强度值。疼痛耐受性是指个体在疼痛刺激消失之前愿意或能够忍受的疼痛强度。研究表明，疼痛耐受性因人而异，例如，与个人和文化信仰有关。护士必须确定每个患者的疼痛阈值和疼痛耐受性，因为疼痛是一种主观体验，通常基于个体既往经历。疼痛是个体单独经历的，因此也是单独表达的（Hadjistavropoulos and Craig，2002）。每个人都有自己"可忍受的疼痛强度"和"个体疼痛特征"（DNQP，2015）

如果缺乏自我报告疼痛的能力，则应遵循疼痛评估过程中的层级顺序进行评估（Herr et al.，2006；McCaffery and Pasero，1999）（表3.1）。特别是在评估急性疼痛时，应考虑疼痛的层级评估，其中生理因素可能会导致疼痛（German Pain Society and DZNE，2017）。

表 3.1　疼痛评估的层级顺序

1. 使用自我评估量表（如 VDS、NRS、VRS）
2. 检测可能导致疼痛的病理状况
3. 使用观察性疼痛评估工具（如 PAINAID、PACSLAC）观察行为（如痛苦的面部表情、哭喊）
4. 家人 / 受托人的疼痛报告
5. 血压、脉搏等生理变化

在 Thomas 夫人的例子中，很明显，她正处于剧烈疼痛之中。可以使用数字评定量表（NRS）或语言评定量表（VDS）来评估疼痛强度。VDS 已经被证明

是有效和可靠的，是老年痴呆患者的首选评估方法（Herr，2011）。然而，通过 Thomas 夫人之前的表现和行为，医疗团队认为她不配合治疗。筛查或初步疼痛评估可以更快地识别和确认存在的问题。

评估不同的疼痛维度需要广阔的视角和系统的方法。在评估慢性疼痛时，了解患者的日常生活活动、生活质量和应对疼痛的经验非常重要，而且要关注患者的动机和行为（Snow et al.，2004）。麦吉尔疼痛问卷（Melzack，1975）可用于全面的疼痛评估。该工具有助于评估像 Smith 先生这样的疼痛患者，他的情况如前所述。在癌症患者的疼痛评估中，不仅要关注疼痛强度，还要关注患者的日常生活参与、生活质量以及患者如何应对疼痛。Smith 先生的护理重点是疲劳、虚弱和食欲不振。

疼痛的认知 – 评价维度非常重要，医护人员必须选择合适的疼痛评估方法并得出准确的结论。因此，护士需要深入了解患者的认知状态。尤其是在术后或 ICU 期间，因为在这个阶段老年患者经常出现谵妄（Herr et al.，2006）。在谵妄的情况下，提供信息的能力可能会在短时间内发生很大的波动和变化。不同于痴呆，当谵妄症状消退后，患者能够恢复自我报告能力（Hadjistavropoulos et al.，2010）。因此，谵妄的筛查非常重要，可以使用已有的工具，如 4AT、意识模糊评估法（CAM）或重症监护室意识模糊评估法（CAM-ICU）等来筛查是否存在谵妄，从而为疼痛评估方法的选择提供参考。

像 Lander 夫人这样患有轻中度痴呆的老年人通常能够自我报告疼痛。正确理解患者的描述词（如"啊""好痛"）或行为（如"呻吟"等）是至关重要的（Hadjistavropoulos et al.，2010；AMDA，2012）；如果误解这些声音或行为，可能会导致疼痛无法得到准确的评估。正如 Lander 夫人一样，攻击性的行为可能被错误地认为不是疼痛的表现。在严重痴呆的情况下，患者通常无法自我报告，必须辅以观察性评估（German Pain Society and DZNE，2017；Hadjistavropoulos et al.，2007；Verenso，2011）。

在文献中，关于痴呆患者自我报告疼痛的能力尚存在争议。不能认为所有患有中度至重度痴呆的患者都能准确地自我报告疼痛（Verenso，2011；Basler et al.，2001）。严重认知障碍（如痴呆、谵妄）患者，由于认知和言语限制，通常难以表达疼痛和使用自我报告工具。

目前有一些特定的评估工具可以用来评估严重痴呆患者可能存在的疼痛。护士应考虑以下事项（German Pain Society and DZNE，2017）：

- 对于无法自我报告疼痛的老年人，应该使用替代工具来筛查疼痛；
- 当询问老年人的疼痛情况时，应使用辅助交流工具（如眼镜、助听器），同时给予充足的回应时间；
- 在基础护理期间，应该观察患者的疼痛行为，并询问他们的疼痛情况；
- 在护理认知障碍老年人时，医护人员应该关注患者可能存在的疼痛。

替代疼痛评估工具必须有效且可靠。根据评估工具的信效度，推荐使用以下评估工具（Verenso，2011；Zwakhalen et al.，2006；Lichtner et al.，2014）：

- Abbey 疼痛量表；
- 行为检查表；
- CNPI，CPAT；
- NOPPAIN；
- MOBID；
- PACSLAC；
- PAINAD。

现有的评估工具格式差异很大：有些工具按照类别（如 PAINAD），有些则包括非常详细的行为疼痛信号（如 PACSLAC）。尽管上述工具已被证明有效且可靠，但工具的选择也取决于环境和医护人员的偏好。例如，PAINAD 在全球范围内广泛使用，因为该工具非常简洁（包含 5 个项目），并且经常在急性护理环境中用于评估认知障碍患者的疼痛。Abbey 疼痛量表在澳大利亚和英国广泛使用，而在其他国家很少使用。

毫无疑问，这些工具有助于护士评估和报告老年言语障碍患者的疼痛情况。然而，我们必须认识到，这些都是辅助手段，并不能直接决定护理人员的临床决策。众所周知，痴呆患者存在个体差异，而我们需要考虑到这些差异。这意味着患者可能有疼痛特异性行为，而这些行为无法通过疼痛评估工具来体现。所有行为疼痛评估工具都包含面部表情部分，它已被证明是疼痛存在的强有力指标。这些面部的反应代表了一种普遍的疼痛反应，因为这些信号也存在于其他无法用言语交流的人群（如新生儿）的疼痛评估量表中。

最近，有学者开发了新的疼痛评估工具来评估特定人群的特定疼痛情况。例如，观察患有骨关节炎的认知障碍老年人疼痛行为的工具——认知障碍老年人骨关节炎疼痛行为工具（Tsai et al., 2008）。

3.6　疼痛监测

在完成疼痛筛查和重点评估之后，则进入疼痛评估周期中不可或缺的第三阶段——疼痛监测。只要疼痛或疼痛相关问题持续存在，就需要定期对患者的疼痛相关情况和症状进行系统的重新评估。疼痛监测的目标是：

- 检测和评估疼痛相关药物和非药物干预的预期和非预期效果；
- 评估是否达到个人疼痛管理的目标；
- 确定是否应该以及如何优化疼痛相关干预措施。

疼痛减轻、功能改善、情绪改善和睡眠质量改善应该作为疼痛监测关注的临床终点（AGS Panel on Persistent Pain in Older Persons, 2002）。

在所有存在疼痛和疼痛相关问题的患者中，以及接受药物或非药物疼痛治疗的患者中，必须持续监测疼痛。疼痛重点评估工具和方法也应该用于疼痛的重新评估，以便进行比较。然而，完全重复冗长的评估既无必要也无意义。相反，疼痛监测应简洁明了，易于融入临床常规，同时，对患者的情况变化敏感，能够对患者有用、可被患者接受，且便于临床工作人员管理。然而，这方面的研究很少，所以以下建议主要基于专家意见（German Pain Society and DZNE, 2017）。

在认知正常且能够表达的患者中，自我报告的疼痛强度是疼痛监测的关键指标。同样，用于重点评估的自我报告的疼痛强度也应该用于疼痛监测。应根据患者的情况定期评估疼痛强度，并调整评估间隔。

第一个案例中的 Thomas 夫人，由于髋部骨折和压疮而遭受剧烈疼痛。她在医院接受了急性护理，其中一些治疗，如物理治疗，在某些情况下，可能会加重她的疼痛。在这样的急性环境下，由于干预、疾病进展或并发症，患者的情况可能会经常发生变化，因此需要密切监测疼痛。静息时的疼痛强度应至少于早上、中午和晚上各评估一次，通常由护理人员进行评估。此外，当 Thomas 夫人接受物理治疗或其他干预时，临床工作人员应评估她此时的疼痛强度，以确保疼痛水平没有超过设定的疼痛控制标准。所有工作人员都应该使用相同的评估工具，例如用来评估 Thomas 夫人疼痛程度的工具是 NRS。除了记录疼痛强度，多学科团队查房时还应与患者讨论疼痛情况，包括对新发疼痛原因的进一步详细调查或患者治疗方法的调整。

第二个案例中的 Smith 先生，被诊断为癌症，目前处于病情进展缓慢、姑息治疗的状态中。他在自己家里由家人照顾，主要目标是维持他的生活质量。随着时间的推移，他的健康状况可能会逐渐恶化，包括疼痛加剧。我们必须预料到癌症患者可能会突然出现非常剧烈的疼痛。这种危急情况提示我们可能需要对疾病进展做进一步评估。Smith 先生和他的家人需要找到一种在存在疼痛和其他症状的情况下保持良好生活质量的方式。这意味着慢性疼痛可能必须融入他的日常生活，因为完全的疼痛抑制可能会产生其他不必要的影响，比如镇静。因此，疼痛监测不应成为日常生活的重点，而应成为一种护理常规，应该得到"恰当"的关注。如果疼痛情况稳定，可能不需要每天进行评估。根据 Smith 先生的具体情况，每周评估一次即可。当他的健康状况发生变化，或者他主诉疼痛加剧或出现其他症状时，则应增加疼痛评估次数。

除疼痛强度外，根据患者的个体情况和目标，还可定期监测患者的其他指标（Germain Pain Society and DZNE，2017）：

- 疼痛相关指标，如疼痛性质、定位、持续时间等；
- 疼痛治疗的副作用，如便秘、镇静等；
- 疼痛管理依从性；
- 情绪；
- 身体、心理和社会功能；
- 睡眠；
- 谵妄；
- 镇痛药滥用。

也有人认为，在慢性疼痛中，监测应关注"积极"指标，如生活质量和理想的社交功能，而不是疼痛强度等"消极"指标。

在慢性疼痛患者中，应教会患者独立监测疼痛，以增强他们的自我管理能力和自我效能（Lovel et al., 2014）。为患者提供关于疼痛评估方法、记录以及疼痛管理的调整等有针对性和个体化的教育至关重要。疼痛和疼痛管理会影响患者的社会关系，如果患者同意家人参与，患者的家人可能会在疼痛监测中发挥积极作用。

疼痛日记有助于记录慢性疼痛和疼痛相关症状是如何随着时间的推移进展的（Hadjistavropoulos et al., 2007）。同时，也可以帮助临床医师对间隔时间较长的上次会诊效果进行评价。然而，虽然疼痛日记是当前临床实践的一部分，但是其对慢性疼痛和症状结局的影响尚未得到充分研究。

如今，传统的"纸与笔"疼痛日记得到了移动应用程序的补充，这些应用程序可以从应用商店获得。然而，这些应用程序很少具备科学性，因此无法满足用户的需求，尤其是老年人的需求（Free et al., 2010）。初步研究表明，适合老年人需求的应用程序可能会改善健康状况（Klasnja and Pratt, 2012；McGeary et al., 2012）。

在第三个案例中，像 Lander 夫人这样的患者，在监测疼痛方面面临的挑战是她的言语沟通能力受损。用来评估认知障碍患者疼痛的行为不一定是疼痛特异性的。因此，在重新评估过程中发现这些行为时，需要深入调查其原因。将认知障碍患者的行为错误地归因于痴呆或已知的疼痛，而忽视真正的原因，这是非常危险的。谵妄在疼痛患者中发生率很高，因此，当患者发生行为改变时，应考虑谵妄的因素。

认知受损患者也可能无法表达新发疼痛或因疾病进展导致的疼痛加剧。因此，临床工作人员必须警惕患者的任何变化，这些变化可能会导致疼痛，而疼痛在这一人群中很容易被忽视。

3.7　对实践、实践发展和研究的影响

目前，有多种工具可用于疼痛自我评估和替代评估。然而，正如一项关于认知障碍患者疼痛评估工具使用情况的国际调查所示，这些工具在临床实践中的应

用并不一致（Sirsch et al., 2015b），而且疼痛评估在临床实践中的实施情况不佳。如果患者的自我报告和护士对患者疼痛行为的观察存在不一致的情况，就会给护士带来特殊的挑战。在确定是否存在疼痛时，必须同时考虑客观（护士的观察）和主观（患者的自我报告）信息。如果可能的话，在这个过程中还应包括替代报告者（家人或照护者）的更多信息。此外，当怀疑或可能存在疼痛时，应启动镇痛（非）药物试验。接下来的疼痛监测将有助于确定疼痛是否存在。在护理团队的"合作对话"中或在多学科病例讨论会议中，就疼痛特异性的发现进行沟通，将增强医疗团队成员对疼痛、疼痛评估和疼痛管理的理解。此外，它将促进疼痛筛查和必要干预的过程，以及在筛查阳性后对有或没有认知或沟通障碍的老年人进行全面的疼痛评估。

有关在急性护理环境之外如何为患者更好地实施和执行疼痛监测的研究有限。因此，疼痛评估的时间间隔以及用于监测疼痛的方法和工具需要基于临床医师对患者情况、需求和偏好的判断。未来的研究应该从纵向视角对患者在不同环境中数月、数年的疼痛历程进行评估。

疼痛评估是一个持续的过程，一旦完成对患者疼痛的重点评估，就不能停止。持续监测药物和非药物干预的预期及非预期效果是疼痛评估周期的一个重要组成部分。工具和方法的选择需要基于患者的情况和个人的疼痛管理目标。目前已开发了新的评估工具，而且正在尝试通过电子人脸识别技术自动捕捉认知障碍患者或服用镇静剂患者的表情变化。未来的技术进步应旨在提高患者使用的疼痛监测应用程序与临床医师使用的信息系统之间的互联性。但目前可用的系统仍处于起步阶段，不能充分反映患者和临床医师的视角。基于互联网的实时电子健康系统（包括视频咨询）和远程监测工具目前正在开发中。这种面部变化和信息的自动记录是否适合进行全面的、所有维度的疼痛评估，以及这些是否能改善护理，还有待进一步研究。

参考文献

1. AGS (American Geriatrics Society) Panel on Persistent Pain in Older Persons. The management of persistent pain in older persons. J Am Geriatr Soc. 2002; 50: 205-24.

2. Alfaro-LeFevre R. Applying nursing process. The foundation for clinical reasoning. Philadelphia: Wolters Kluwer Health; 2014.

3. AMDA (American Medical Directors Association) Pain management in the long-term-care setting Clinical Practice Guideline. Columbia; 2012.

4. Basler H-D, Bloem R, Casser HR, Gerbershagen HU, Griessinger N, Hankemeier U, et al. Ein strukturiertes Schmerzinterview fur geriatrische Patienten. Schmerz. 2001; 15 (3): 164-71.

5. BPS & BGS (British Pain Society and British Geriatrics Society) . The assessment of pain in older people. 2007. https: //www.britishpainsociety.org/static/uploads/resources/files/book_pain_older_people.pdf. Accessed 23 Mar 2017.

6. DNQP (Deutsches Netzwerk für Qualitätsentwicklung in der Pflege) (German Network of Quality Assurance in Nursing) . Expertenstandard Schmerzmanagement in der Pflege bei chronischen Schmerzen (National Standard of Pain Management in Nursing of Chronic Pain) . Germany, Osnabrück; 2015. http: //www.dnqp.de.

7. DNQP (Deutsches Netzwerk für Qualitätssicherung in der Pflege) (German Network of Quality Assurance in Nursing) , Expertenstandard Schmerzmanagement in der Pflege bei akuten Schmerzen (National Standard of Pain Management in Nursing of Acute Pain) . Germany, Osnabrück; 2011.

8. Ferrell BA, Ferrell BR, Rivera L. Pain in cognitively impaired nursing home patients. J Pain Symptom Manag. 1995; 10: 591.

9. Free C, Phillips G, Felix L, Galli L, Patel V, Edwards P. The effectiveness of M-health technolo- gies for improving health and health services: a systematic review protocol. BMC Res Notes. 2010; 3: 250. https: //doi.org/10.1186/1756-0500-3-250.

10. German Pain Society and DZNE (German Pain Society & Deutsches Zentrum für Neurodegenerative Erkrankungen e.V.) . Schmerzassessment bei älteren Menschen in der vollstationären Altenhilfe. (Pain assessment in older adults in long-term-care facilities) . Working Group "Pain and Age". AWMF Leitlinie 145-001 2017.

11. Hadjistavropoulos T, Craig KD. A theoretical framework for understanding self-report and obser- vational measures of pain: a communications model. Behav Res Ther. 2002; 40 (5) : 551-70.

12. Hadjistavropoulos T, Herr K, Turk DC, Fine PG, Dworkin RH, Helme R, Jackson K, Parmelee PA, Rudy TE, Lynn Beattie B, Chibnall JT, Craig KD, Ferrell B, Ferrell B, Fillingim RB, Gagliese L, Gallagher R, Gibson SJ, Harrison EL, Katz B, Keefe FJ, Lieber SJ, Lussier D, Schmader KE, Tait RC, Weiner DK, Williams J. An interdisciplinary expert consensus statement on assessment of pain in older persons. Clin J Pain. 2007; 23 (SUPPL. 1) : S1-43. https: // doi.org/10.1097/AJP.0b013e31802be869.

13. Hadjistavropoulos T, Fitzgerald TD, Marchildon GP. Practice guidelines for assessing pain in older persons with dementia residing in long-term care facilities. Physiother Can. 2010; 62: 104-13.

14. Häuser W, Schmutzer G, Henningsen P, Brähler E. Chronische Schmerzen, Schmerzkrankheit und Zufriedenheit der Betroffenen mit der Schmerzbehandlung in Deutschland. Schmerz. 2014; 28: 483-92.

15. Herr K. Pain assessment strategies in older patients. Pain Manag Nurs. 2011; 12 (3) : S3-S13.

16. Herr K, Bjoro K, Steffensmeier J, et al. Acute pain management in older adults. Iowa City: University of Iowa Gerontological Nursing Interventions Research Center, Research Translastion and Dissemination Core; 2006. p. 113.

17. Kaasalainen SK, Brazil N, Akhtar-Danesh E, Coker J, Ploeg F, Donald R, Martin-Misener A, Dicenso A, Hadjistavropoulos T, Dolovich L, Papaioannou A. The evaluation of an interdisciplinary pain protocol in long term care. J Am Med Dir Assoc. 2012; 13: e661-8.

18. Klasnja P, Pratt W. Healthcare in the pocket: mapping the space of mobile-phone health interven tions. J Biomed Inform. 2012; 45 (1) : 184-98. https: //doi.org/10.1016/j.jbi.2011.08.017.

19. Kompetenz-Centrum Geriatrie beim Medizinischen Dienst der Krankenversicherung Nord. INFO - Service/Assessmentinstrument in der Geriatrie. 2009. www.kc-geriatrie.de/assessment_1.htm. Accessed 22 Mar 2016.

20. Lichtner V, Dowding D, Esterhuizen P, Closs SJ, Long AF, Corbett A, et al. Pain assessment for people with dementia: a systematic review of systematic reviews of pain assessment tools. BMC Geriatr. 2014; 14: 138.

21. Lipschick G, Von Feldt J, Frame L, Akers S, Mangione S, Llewelyn H. American handbook of clinical diagnosis. Oxford: Oxford University Press; 2009.

22. Lovel M, Luckett T, Boyle F, Phillips J, Agar M, Davidson P. Patient education, coaching, and self-management for cancer pain. J Clin Oncol. 2014; 32 (16) : 1712-20. https: //doi.org/10.1200/ JCO.2013.52.4850.

23. Lukas A, Mayer B, Onder G, Bernabei R, Denkinger MD. Schmerztherapie in deutschen Pflegeeinrichtungen im europäischen Vergleich. Schmerz. 2015; 29 (4) : 411-21.

24. McCaffery M. Nursing practice theories related to cognition, bodily pain, and man-environment interactions. Los Angeles: University of California Students Store; 1968.

25. McCaffery M, Pasero C. Pain: clinical manual. St. Louis: C. V. Mosby; 1999.

26. McGeary DD, McGeary CA, Gatchel RJ. A comprehensive review of telehealth for pain manage- ment: where we are and the way ahead. Pain Pract. 2012; 12 (7) : 570-7.

27. Melzack R. The McGill pain questionnaire: major properties and scoring methods. Pain. 1975; 1 (3) : 277-99.

28. Melzack R, Wall P. The challenge of pain. London: Penguin Books; 1996.

29. Osterbrink J, Hufnagel M, Kutschar P, Mitterlehner B, Krüger C, Bauer ZW, et al. Die Schmerzsituation von Bewohnern in der stationären Altenhilfe (The pain situation of residents in long-term care) . Schmerz. 2012; 26: 27-35.

30. Reuschenbach B. Definition und Abgrenzung des Pflegeassessments. In: Reuschenbach B, Mahler C, editors. Pflegebezogene Assessmentinstrumente. Bern: Hans Huber; 2011. p. 27-46.

31. RNAO (Registered Nurses Association of Ontario) . Assessment and management of pain. 2013. http: //rnao.ca/bpg/guidelines/assessment-and-management-pain. Accessed 22 Nov 2017.

32. Sirsch E, Gnass I, Fischer T. "Diagnostik von Schmerzen im Alter: Perspektiven auf ein multidi - mensionales Phänomen" (Diagnostics of pain in old age: perspectives on a multidimensional phenomenon) . Schmerz. 2015a; 29 (4) : 339-48.

33. Sirsch E, Zwakhalen S, Gnass I. Schmerzassessment und Demenz - Deutschsprachige Ergebnisse eines europäischen Surveys. (Pain Assessment and Dementia, German results form an European survey) . Pflege und Gesellschaft. 2015b; 4: 316-32.

34. Sloane PD, et al. Provision of morning care to nursing home residents with dementia: opportunity for improvement? Am J Alzheimers Dis Other Demen. 2007; 22 (5) : 369-77.

35. Snow AL, O'Malley J, Cody KM, Kunik ME, Ashton CM, Beck C, et al. A conceptual model of pain assessment for noncommunicative persons with dementia. Gerontologist. 2004; 44 (6): 807-17.

36. Tsai P, Beck C, Richards K, Phillips L, Roberson P, Evans J. The pain behaviors of osteoarthritis instrument for cognitively impaired elders (PBOICIE) . Res Gerontol Nurs. 2008; 1 (2) : 116-22.

37. Turk D, Melzack R. The measurement of pain and the measurement of people experiencing pain. In: Turk D, Melzack R, editors. Handbook of pain assessment. New York: Guilford Press; 2011. p. 3-16.

38. Verenso (2011) . Multidisciplinaire Richtlijn Pijn. Deel 1. Utrecht, Verenso.

39. Wilkinson. Reference missing from reference list. 2007.

40. Wilkinson J. Nursing process and critical thinking. Pearson: Upper Saddle River; 2012.

41. Williams A, Craig K. Updating the definition of pain. Pain. 2016; 157 (11) : 2420-3. https: // doi. org/10.1097/j.pain.0000000000000613.

42. Wright S. Pain management in nursing practice. Los Angeles: Sage; 2015.

43. Zwakhalen SM, Hamers JP, Berger MP. The psychometric quality and clinical usefulness of three pain assessment tools for elderly people with dementia. Pain. 2006; 126 (1-3) : 210-20.

老年人疼痛非药物治疗

4

Carol Mackintosh-Franklin

摘　要

　　随着预期寿命的延长，老年人的疼痛问题日益严重，导致许多人长期忍受各种与年龄相关的衰弱和疼痛。由于身体脆弱性增加、认知障碍以及存在合并症和多重用药，老年人的疼痛管理非常复杂。非药物镇痛似乎可以解决部分问题。总体来说，非药物治疗对于老年人疼痛管理有效性的证据有限。最有效的措施是协助患者自我管理、分散注意力、加强锻炼和使用冷/热疗法。支持使用包括膳食补充剂在内的补充和替代疗法（CAMs）的证据有限，心理治疗的作用仅限于改善焦虑和抑郁等情绪状态。由于不良反应发生率较低，任何可以缓解疼痛的非药物治疗措施都是有价值的。

C. Mackintosh-Franklin
Division of Nursing, Midwifery and Social Work, University of Manchester, Manchester, UK
e-mail: carolyn.mackintosh-franklin@manchester.ac.uk

© Springer International Publishing AG, part of Springer Nature 2018
G. Pickering et al.（eds.），Pain Management in Older Adults, Perspectives in Nursing
Management and Care for Older Adults, https://doi.org/10.1007/978-3-319-71694-7_4

4.1 概述

美国医学研究所（USIM，2011）的最新数据表明，超过 1.16 亿的美国成人正忍受持续性疼痛，但是很难估计老年人的疼痛程度。据英国老年医学会（BGS，2013）估计，在英国，目前老年人疼痛的发生率为 20% ~ 46%，而社区老年人慢性疼痛的发生率为 25% ~ 76%，养老机构老年人慢性疼痛的发生率为 83% ~ 93%。虽然这些数据在方法学上存在很多问题，应该谨慎对待这些数据，但显而易见的是，老年人的疼痛的确是一个很大的问题，随着全球老年人口增长，这个问题不太可能得到解决（Schofield，2016）。

由于与年龄相关的退行性疾病、关节炎、骨质疏松症和外周血管疾病的流行，老年人疼痛的原因比较容易确定（Takai et al.，2010），并分为 3 个常见的身体部位：背部，膝关节，髋关节和其他关节。

疼痛管理不善也会对老年人产生较大的影响，导致生活质量下降、睡眠不足、社交活动改变（Brown et al.，2011）、认知功能下降、心理痛苦增加、焦虑和抑郁等情绪障碍的风险增加（Keefe et al.，2013）。与老年人增龄相关的共病、多重用药以及认知障碍特别是痴呆的风险增加，也加剧了疼痛管理的困难（Bruckenthal et al.，2016）。

因此，一些学者反对目前在西方医疗中占主导地位的医疗模式，认为其不适合治疗持续性或慢性疼痛，证据是：在没有病理学表现的情况下无法识别疼痛的存在，许多药物干预无效，用药有副作用，以及需要考虑对个体疼痛体验不可或缺的、多维度的心理社会因素（Brown et al.，2011；Keefe et al.，2013）。

这种复杂情况在一定程度上解释了有效的老年人疼痛管理比较难以实施的原因。疼痛管理不佳使许多疼痛患者、护理人员和研究人员主动探索其他有效缓解疼痛的方法。Tse 等（2012）发现，在 6 家养老机构的样本中，超过 70% 的研究对象已经使用非药物措施来缓解疼痛。同样，Bruckenthal 等（2016）关于社区中使用替代性缓解疼痛方法的数据显示，在 50 岁以上的人群中，73% 已经在使用某种形式的补充疗法来减轻或治疗疼痛。

人们越来越意识到，寻求替代性的非药物方法来管理老年人的疼痛是很有必要的（Tobias et al.，2014）。本章旨在确定和探索一些可能缓解老年患者疼痛的非药物方法。

4.2　疼痛自我管理

尽管许多经历疼痛的老年人更希望医护人员关注他们的疼痛（Karttunen et al., 2014），但目前大多数替代性或非药物疼痛干预措施都需要一定程度的自我管理。然而，关于自我管理方面的信息有限；Geilser 和 Cheung（2015）发现，大多数使用这些方法的人很少通过医疗专业人员获得相关信息，而是主要通过家人和朋友获得；因此，自我管理教育可能在缓解老年人疼痛方面发挥重要作用。

Reid 等（2008）在对 27 个教育项目的证据进行回顾后得出结论，这些项目可能对患有慢性疼痛的老年人有益，而最近 Platts-Mills 等（2016）和 Wilson 等（2015）都报告了针对肌肉骨骼疼痛老年人群的自我管理教育项目的有效性，这增加了个体自我管理疼痛的信心，并减少了药物依赖。然而，英国老年医学会（BGS，2013）在对一系列自我管理方法的回顾中得出结论，这些方案的长期有效性尚不明确，只有那些提供长期支持的方案才能够缓解疼痛和改善功能。

自我管理有多种形式，例如，Porcere 等（2007）指出，锻炼和减重是膝关节疼痛老年人最常见的两种自我管理干预措施，在膝关节疼痛管理中比医疗或药物干预更为重要。英国国家卫生与临床优化研究所（NICE）关于"骨关节炎的护理和管理"的最新指南（2014）也支持这一观点，该指南主张将局部肌肉强化运动作为膝关节疼痛的核心治疗方法。

4.3　分散注意力

分散注意力作为缓解疼痛的一种手段，基于这样一个简单的前提：一个人处理信息的能力有限。因此，通过专注于一件事，例如看电视或听音乐，可以减少对疼痛等其他事情的关注。这种分散注意力既可以是外在的，即专注于人以外的东西，也可以是内在的，即使用某种形式的精神分心，如引导想象 / 放松（McCaffery and Pasero, 1999）。

分散注意力可以采取多种形式，包括：①个人自主活动，这些活动对他们来说是有效的；②更正式的分散注意力技术，如放松、运动和听音乐；③更多的治疗性疗法，包括特定的心理干预，目的是转移人们对疼痛的注意力。

值得注意的是，本章许多非药物缓解疼痛方法都涉及分散注意力的因素，例如运动、大多数补充疗法和大多数心理疗法。从现有的关于这些方法的文献来看，目前尚不清楚疼痛缓解在多大程度上是干预 / 治疗的效果，还是分散注意力的效果，在评估大多数非药物疼痛干预疗效时，应考虑分散注意力的作用。

分散注意力作为一种减轻疼痛的手段，其效果因个人和环境而异。大多数研究聚焦于将注意力从短时间的疼痛经历中转移，并将分散注意力作为缓解疼痛的唯一方法。然而，分散注意力在老年人以及长期和慢性疼痛患者中的价值尚不清楚。在慢性疼痛中，其效果与个体疼痛患者的病情恶化倾向密切相关，由于病情恶化的人可能会更加关注疼痛，因此分散注意力的效果更明显（Schreiber et al., 2014）。

听音乐是最常见的一种分散注意力的方法，有一些证据支持其能够缓解疼痛、控制焦虑和抑郁（Guetin et al., 2012；Bruckenthal et al., 2016；Quach and Lee, 2017）。Korban 等（2014）使用放松的音乐来研究其对神经性疼痛患者的影响，让 30 名研究对象通过耳机听音乐 60 分钟。在干预后 30 分钟和 60 分钟的疼痛评分显示，疼痛强度降低，且具有积极的累积效应。使用音乐分散注意力成本低，不良反应小，适合在大多数环境中使用。

当考虑用非药物干预来缓解疼痛时，分散注意力是一种有用的辅助手段；然而，由于认知障碍患者无法将注意力集中在其他地方，其效果可能有限。此外，还有一种危险，即一个人如果能从疼痛中转移注意力，看起来不再像一个处于疼痛中的人，可能会导致家人、朋友和照顾者对他们的疼痛产生认知偏差。此外，在分散注意力时，疼痛患者可能比平时更活跃，一旦停止分散注意力，可能会导致疼痛症状加重（McCaffery and Pasero, 1999）。

4.4　加强锻炼和增加体育活动

据报道，缓解老年人疼痛的最常见的非药物自我管理方法是加强锻炼和增加体育活动。缺乏体育活动在老年人中很常见，可导致与潜在疾病无关的失能程度增加和生活质量下降。

Fransen 等（2015）和 Geneen 等（2017）最近的两篇 Cochrane 综述都研究了体育活动对骨关节炎引起的膝关节疼痛和慢性疼痛的影响。

对于膝关节疼痛，Fransen 等（2015）归纳了能够从中提取数据的 54 项研究，其中，44 项被认为是高质量研究。研究结果表明，治疗后用 100 分量表测量，运动组膝关节疼痛评分降低了 12 分，身体功能评分提高了 10 分，生活质量评分提高了 4 分。在包括 6 个月随访的 12 项研究中发现，这些结果得到了持续改善，用相同的 100 分量表测量，运动组膝关节疼痛评分降低了 6 分，身体功能评分提高了 3 分。该综述得出的结论是，运动治疗对疼痛的影响是中等的，并具有较小的长期持续影响。

尽管这一结果可能会令人失望，但重要的是，Fransen 等指出，在相同的情况下，运动效应与使用非甾体抗炎药（NSAID）相当，与长期服用 NSAID 相关的许多不良反应相比，运动的不良反应报告较少（NICE，2014），因此，不应忽视运动作为一种临床治疗方法的重要性。

Geneen 等（2017）专注于对不同类型的体育活动在降低慢性疼痛严重程度、提高生活质量、改善身体功能方面的效果进行系统评价。他们归纳了 21 篇综述，其中涵盖 381 项研究，涉及一系列特定的疼痛状况，如骨关节炎。该综述得出的结论是，个体化锻炼项目比基于课堂或家庭的锻炼项目效果更好，这对于未来锻炼活动或项目的规划有重要影响。

关于运动对疼痛严重程度的影响，在 21 篇综述中，有 18 篇报道了研究对象的体验有所改善，14 项研究报道了身体功能的改善，而对总体生活质量的改善则结论不一。从这些研究结果中，Geneen 等得出结论，尽管研究的质量参差不齐、效果不一，但无不良事件发生，这意味着运动可能会对疼痛的严重程度、身体功能和生活质量产生积极影响。

重要的是，Geneen 等确定，尽管运动可能会因增加体力活动而导致短期酸痛，但这种情况很快就会消退。此外，研究对象很快就接受了运动锻炼，并且运动不会对担心运动会加剧现有疼痛的慢性疼痛患者造成额外伤害。

虽然这些研究中考虑到各种医疗情况，也涉及老年人，但这两篇 Cochrane 综述都没有专门针对老年人群。缺乏对老年人群的关注是一种常见的现象（BGS，2013），英国国家卫生与临床优化研究所（NICE，2014）强调缺乏针对老年人的数据，并呼吁在这一领域进行更广泛的研究。

尽管这两篇 Cochrane 综述的研究结果有助于佐证运动作为一种非药物手段可减轻疼痛，然而当考虑在临床实践中实施运动锻炼时，医疗人员认为需要考虑更多的细节。例如：运动方法有很大的差异性；指导运动的医疗人员，从物理治疗师到志愿者，基于自身的专业性有不同的理念；患者会在不同的环境中进行运动；不同规模的小组活动和一对一运动计划。Ambrose 和 Golightly（2015）认为，这种非特异性运动的效果是肯定的，在为慢性疼痛患者开具处方或提供积极的体育活动方案时，可以有相当大的自由度和灵活性。

那些关注老年人群的研究往往以养老院或老年社区的老年人以及特定的运动形式为基础。

Patel 等（2011）和 Park 等（2017）聚焦于老年退休社区居民瑜伽运动情况的研究。瑜伽有多种类型；Patel 等的研究使用了为期 12 周的艾扬格瑜伽初学者课程，而 Park 等则使用了为期 8 周的椅子瑜伽课程。这两项研究发现，研究对象报告了包括疼痛减轻在内的很多益处，尽管这些改善的长期可持续性尚无法确定。

类似的研究以太极作为锻炼方式，基于小组或一对一的方式进行干预（Brismee et al.，2007；Tsai et al.，2013；Tse et al.，2014）。这些研究同样报告了参加太极课程的研究对象在疼痛方面有显著改善，且副作用很小。

遗憾的是，这些研究大多样本量较小，并侧重于特定的人群和（或）条件，因此很难从他们的研究结果中得出结论。为了确定太极作为一种缓解疼痛干预措施的有效性，Hall 等（2017）进行了系统综述，聚焦于太极对缓解肌肉骨骼疾病疼痛的有效性。总体来说，他们认为，由于他们回顾的 15 项研究的质量很差，难以得出明确的结论，而且几乎没有证据表明此干预措施的长期有效性。然而，他们确实发现，太极组在缓解疼痛方面比不治疗组或常规治疗组更为有效，但是这是否是太极的直接效果尚不清楚。

目前关于可将运动视为疼痛管理的主要非药物干预措施的证据有限，尽管有研究认为某种形式的运动即使不能长期改善，也能够在短期内降低研究对象的疼痛水平以及改善研究对象的总体生活质量。可选择的运动项目非常多，目前还没有特定的运动方式比其他方式更有益处的相关研究。运动的关键是增强力量，同时提高灵活性和耐力，改善平衡功能的运动也可以降低跌倒风险（BGS，2013）。

自我管理，特别是个人动机，对于任何运动项目的有效实施都是至关重要的，这意味着选择的运动形式既要满足个人需求，也要尽可能符合个人偏好，这一点很重要（BGS，2013）。

4.5 补充和替代疗法

非药物疼痛干预通常还包括一系列补充和替代疗法（CAMs）。什么是CAMs？目前尚没有统一的定义，但美国国家补充与综合健康中心（NCCIH）认为，补充疗法是指"非主流实践与现代医学结合使用"，替代疗法是指"非主流实践代替现代医学"（NHS，2016）。

英国上议院补充与替代医学特别委员会（2000）将CAMs分为3组。第1组是最有组织性和专业性的领域，有一些研究可证明它们的有效性，如整骨疗法与针灸。第2组包括专业监管有限的领域，有一些证据表明这些领域可能是对现代医学的补充，如按摩、冥想和咨询。第3组包括缺乏监管且没有证据支持其使用的领域，如水晶疗法、水疗和运动疗法。

CAMs的使用情况很难量化。Bruckenthal等（2016）认为，31%的中老年人使用了CAMs，在65～70岁年龄段这一比例则上升到了43%；而Yang等（2013）发现，1/3的膝骨关节炎患者使用某种形式的CAMs来缓解疼痛。最常用的CAMs是草药和膳食补充剂；在Yang等的研究中，最常用的CAMs是葡萄糖胺，其次是脊椎推拿、按摩和瑜伽。对于那些专门使用CAMs缓解疼痛的人来说，最常用的是瑜伽、按摩、热疗和随节拍活动（Bruckenthal et al.，2016）。

4.5.1 按摩

按摩被英国上议院补充与替代医学特别委员会列入第2组分类中，因为按摩的构成和对从业者的培训非常多样化。在大多数形式中，按摩通常涉及对肌肉、结缔组织、肌腱和韧带的手法治疗，目的是改善个人健康，提升幸福感（Cooil，2005；Bruckenthal et al.，2016）。按摩被认为是通过触摸和摩擦皮肤引起的血管扩张、淋巴系统刺激、软组织的物理拉伸以及游离神经末梢刺激等来缓解疼痛（Cooil，2005）。按摩也可以被认为是一种对疼痛的本能反应，即通过摩擦疼痛部位，使身体感觉舒服一些。

英国老年医学会（BGS，2013）认为，按摩对缓解疼痛有明显的益处，提倡使用慢速按摩和"轻柔的触摸"来改善慢性疼痛、减轻焦虑和促进睡眠；但缺乏充分的证据基础。Bronfort等（2010）在英国的一篇关于手法治疗、基于证据的综述中发现，尽管有一些证据支持在慢性腰背部和颈部疼痛患者中使用按摩，但几乎没有证据支持在膝骨关节炎或纤维肌痛患者中使用按摩。在最近的一篇关于软组织按摩治疗肩部疼痛有效性的系统综述和荟萃分析中发现其效果有限，且证据质量较低（Van den Dolder et al., 2014），而 Nelson 和 Churilla（2017）在一篇关于按摩疗法在关节炎中应用的系统综述中发现其没有任何缓解疼痛的效果。

目前尚不清楚使用香薰精油是否会增强按摩体验，尽管在许多关于按摩的研究中都使用了某种形式的香薰精油（Bruckenthal et al., 2016）。Cino（2014）对一组存在某种形式慢性疼痛的住院成年患者使用了芳香疗法和非芳香疗法手法按摩。研究结果表明，无论是否使用芳香疗法，所有接受手法按摩的患者其疼痛评分都有所下降。然而，在 Nasiri 等（2016）的一项类似研究中，将薰衣草油与杏仁油进行了比较，并与非按摩组膝骨关节炎患者进行了比较。研究发现，只有薰衣草油按摩组患者疼痛明显缓解。然而，效果仅限于按摩后近期，在干预后 4 周，效果没有显著差异。

得出的结论为，相对于深层组织按摩，软组织按摩在老年人群中使用是安全的，并且在短期内对缓解疼痛产生积极效果，但是证据基础不充分，且方法学上缺乏严谨性（McFeeters et al., 2014；Shengelia et al., 2013）。

4.5.2　草药疗法 / 膳食补充剂

目前有多种草药制剂声称能够缓解疼痛，其中许多可以被视为膳食补充剂，也因此被排除在控制药物制剂的严格监管程序之外。最常用于治疗疼痛的非医用非处方制剂是葡萄糖胺或软骨素。尽管长期以来人们普遍使用它们缓解关节炎患者的疼痛，但对其使用的研究有限，总体疗效尚不清楚，并且其监管情况存在很多问题（Wirth et al., 2005；Bruyere and Altman, 2016；Bruckenthal et al., 2016）。

葡萄糖胺被认为对蛋白多糖（软骨的关键成分）有影响，但其减轻疼痛的机制尚不清楚（Reid et al., 2012）。尽管有关葡萄糖胺的初步研究似乎很有前景，但近年来由于新的独立研究和治疗骨关节炎的最佳实践指南中对葡萄糖胺的疗效持质疑态度，其使用量有所下降（Galvin et al., 2013；NICE, 2014；Runhaar et al., 2017）。

软骨素通常与葡萄糖胺联合使用，通过润滑关节来保护软骨和提高抗压能力。同样，确切的作用机制尚不清楚，随着最新的、严谨的临床试验的开展，研究者对其缓解疼痛的有效性提出了质疑（Reid et al.，2012）。

然而，有证据表明，葡萄糖胺和软骨素联合使用可能对缓解疼痛有益处（Provenza et al.，2015）。在最近的两项相关试验中联合使用了葡萄糖胺和软骨素，研究结果显示，与塞来昔布（一种非甾体抗炎药）相比，这种联合用药的镇痛效果与非甾体抗炎药相似，甚至略胜一筹，而且几乎没有副作用（Sawitzke et al.，2010；Hochberg et al.，2016）。

此外，还有许多其他的口服草药制剂／膳食补充剂，但本章不做讨论。许多此类制剂的疗效证据不足，作用机制尚不清楚。

还有一系列可局部应用的草药制剂也声称能够缓解疼痛。其中许多可用于芳香疗法按摩，在本章 4.6 节中有详述。有关草药其他局部应用方法的报道较少。Chen 等（2015）在一项小型研究中，观察了将中草药混合物作为膝骨关节炎患者治疗浴的一部分的疗效。他们得出的结论是，尽管使用方法存在差异，但草药浴确实能够缓解膝关节疼痛，且无不良反应，可以作为一种有用的替代治疗方法。

总体而言，草药疗法／膳食补充剂的证据质量较低。专门针对老年人的数据很少，大多数证据都是小样本和低质量的，在许多研究中，这些干预措施对缓解疼痛的价值未能达到比安慰剂更好的效果。

4.5.3 针灸

针灸被英国上议院补充与替代医学特别委员会归类为第 1 组，因为它有着悠久的应用历史，有专业监管和越来越多的基于研究的使用证据。它可以被描述为一种平衡体内通过经络流动的能量或"气"的技术。它涉及使用针头刺激神经、肌肉和结缔组织，人们认为针灸的镇痛机制正是由这种直接的神经刺激引起的，这种刺激可能会导致内啡肽水平升高。然而，其实际的生理影响尚不清楚，并且很少有研究专门关注它在老年人群中的使用。与其他 CAMs 一样，它的实施形式也存在很大的差异（Ali，2005；BGS，2013；Bruckenthal et al.，2016）。

与大多数 CAMs 一样，因相关研究质量较低、结果相矛盾，因而使用针灸缓解疼痛的证据有限，尤其在老年人群中。Schiller 等（2016）比较了两种不同类型的针灸与假针灸对骨关节炎患者的治疗效果。研究结果表明，两种针灸组患者疼痛显著减轻。Taylor 等（2013）发表了一篇关于针灸治疗腰痛的成本效益的荟萃分析。他指出，当针灸作为标准护理的辅助手段时，具有相当大的成本效益，但是，如果将针灸作为一种独立的治疗手段时则并非如此。然而，Hinman 等（2014）在一项针对针灸治疗慢性膝关节疼痛的研究中得出结论，对于 50 岁以上的患者来说，与假针灸相比，针灸对缓解疼痛没有任何益处。

总体来说，针灸作为一种缓解疼痛的手段是安全的，且副作用小，但关于其短期和长期疗效的研究证据有限（Shengelia et al., 2013）。

4.5.4　放松

特定放松方法的使用有着悠久的历史，它已经从非正式的放松方法发展到正式的放松技术。放松可以被定义为一种摆脱焦虑的状态，同时骨骼肌紧张可以得到缓解。一般认为它对缓解疼痛是有用的，可作为标准治疗的辅助手段，而不能作为一种独立的治疗方法，在处理急性和慢性疼痛时，它可能是一种有用的应对策略（McCaffery and Pasero, 1999）。它与分散注意力（见上文）和引导想象（见下文）有很强的交叉性。

4.5.5　引导想象

引导想象是一种专注的放松形式，它利用愉快的想象来转移对当前不愉快或痛苦感觉的注意力，可作为一种辅助手段来增加个体的应对资源（BGS, 2013; Bruckenthal et al., 2016）。与大多数非药物疼痛管理干预措施一样，其对老年人的疗效证据有限。

然而，现有的研究表明它可能是有益的，Baird 和 Sands（2004）的早期研究表明，与渐进式肌肉放松相关的引导想象可以显著减轻骨关节炎患者的疼痛。随后，2010 年的一项研究也有类似的发现（Baird et al., 2010）。Giacobbi 等（2015）进行了一项系统综述，归纳了 7 项针对关节炎患者使用引导想象和渐进式放松技术的随机对照试验。研究结果发现，尽管使用的技术和研究对象的治疗时间存在很大差异，但所有研究指标都有显著改善，包括疼痛、焦虑、抑郁和生活质量。

鉴于这种干预措施的不良反应很小，一般认为它是疼痛非药物治疗的安全、可接受的辅助干预措施。

4.5.6 经皮神经电刺激疗法（TENS）

自 20 世纪 60 年代首次开发以来，TENS 已经被广泛研究。它通过表面电极对皮肤进行电刺激，刺激可以是高频的，也可以是低频的。高频 TENS 最常用，也被称为常规 TENS。它可以单独使用，也可以与针灸联合使用。此外，频率脉冲可以是连续的，也可以是间歇性的。TENS 装置小巧便携，适合在各种环境中使用，并且可以在没有医疗监督的情况下使用（Cooil, 2005）。

疼痛缓解的机制通常被认为是，皮下游离神经末梢受到刺激，通过脊髓的门控机制产生镇痛效果，随后内源性阿片类物质增加，对这种刺激做出反应（Cooil, 2005）。

与其他 CAMs 一样，TENS 在一般情况下以及在老年人群中使用的证据基础有限，有人认为与增龄相关的变化会降低其在老年人群中的有效性（BGS, 2013）。此外，最近的综述对其在任何年龄组缓解疼痛的总体疗效表示怀疑。2009 年的一项 Cochrane 综述（Rutjes et al., 2009）包含了 18 项利用 TENS 治疗膝骨关节炎的试验。结论是，无论使用何种刺激类型，都没有证据支持 TENS 在缓解疼痛方面优于安慰剂。2009 年，NICE 关于治疗腰痛的报道中也提到了这一点，并且该报道建议不要在这种情况下使用 TENS。

Simon 等（2015）进行了一项研究，专门比较了 TENS 对不同年龄组的影响。他们发现，所有年龄段的疼痛缓解程度相似，尽管他们注意到，为了达到相同的疼痛缓解程度，老年组的 TENS 治疗电流强度高于年轻组。2014 年，NICE 关于骨关节炎的报道中仍然建议将 TENS 作为非药物镇痛管理干预方法。

4.5.7 温度的应用

使用不同的温度状态来缓解疼痛的方法被称为冷疗或热疗。最常见的热疗是使用热水袋，而热水袋现在已经被微波袋、凝胶包和温控包等热产品所取代。这些热疗方法统称为浅层热疗，是现代医疗疼痛管理的一种辅助手段。该方法的效应通常被认为是当身体暴露在温度变化中时发生生理变化的结果；这包括新陈代谢率的变化、血流动力学效应（如血管舒张／血管收缩）以及浅层（基于皮肤的）热疗对游离神经末梢的浅表刺激引起的镇痛效应（Cooil，2005）。

虽然这一领域的研究规模较小，但研究结果表明，浅层热疗能够在一定程度上缓解疼痛。Yildrum 等（2010）在一项使用隔日热敷治疗膝骨关节炎疼痛的研究中发现，研究对象的疼痛和失能程度显著下降；Petrosfsky 等（2016）的研究也有类似的发现。Arankalle 等（2016）在一项交替使用热敷和冷敷治疗足跟疼痛的小规模研究中发现，实验组研究对象的疼痛得到缓解、足部功能有所改善。

在考虑应用热疗时，另一个新兴领域是使用微波透热技术并针对特定疼痛区域的深层热疗。目前其使用证据有限，但它有可能成为疼痛管理的一种辅助手段（Bruckenthal et al.，2016）。

将冷疗作为一种治疗方法的报道较少；在 Giemza 等（2014，2015）的两项使用全身冷冻疗法缓解腰痛的小规模试验中发现，实验组每天接受 –100 ℃、持续 1～3 分钟的全身冷冻疗法，疼痛明显缓解，功能得到改善。这种方法声称是利用人体自身对寒冷的生理反应来刺激临床疼痛的缓解。这种全身冷冻疗法起源于运动医学领域，但迄今为止，关于其在任何年龄组中缓解疼痛效果的高质量研究很少。

有一些证据表明，浅层冷疗和浅层热疗都能够有效减少炎症和水肿，从而减轻疼痛、改善功能。浅层热疗通常被认为是一种价廉、实用的方法，不良风险小，适用于各种环境（Cooil，2005）。较复杂的热疗方法虽然前景较好，但目前其疗效证据有限。

4.13 心理干预

长期以来，人们一直认为，个体的疼痛体验包含很多生理、情感、社会文化和精神因素，而心理因素对疼痛的主观体验影响非常大。疼痛体验也与个人情绪状态密切相关，如愤怒、抑郁和焦虑，这些情绪状态通常被归为疼痛的生物－心理－社会模型（Dallob et al.，2005；Keefe et al.，2013；BGS，2013）。这种理解是目前心理干预或治疗在疼痛管理中应用的基础。心理干预可以采取多种形式，本章将介绍两种最常见的方法：正念和认知行为疗法（CBT）。

4.13.1　正念

正念是一种冥想形式，在这种冥想中，个体以一种非评判性的方式有意专注于当下（Bruckenthal et al., 2016）。它在老年人群中应用有效性的证据有限；然而，Keefe 等（2013）、英国老年医学会（BGS, 2013）和 Bruckenthal 等（2016）都认为，它可能对减轻疼痛、减轻压力和改善功能有一些积极的益处。Morone 等（2008）在针对 28 名 65 岁以上老年人的质性研究中描述了积极的结局，其中包括立即并持续提升了幸福感。

4.13.2　认知行为疗法

认知行为疗法（CBT）是指使用一系列心理社会技术，改变信念和态度，增加个体对其处境的控制能力，调整不正常的思维模式。这种方法应用于疼痛管理时，侧重于特定的行为模式，以及这些模式如何因暴露于疼痛和压力而改变。CBT 治疗的重点是与个体合作，支持行为和思维方式的改变，使他们能够形成更具弹性的应对策略或以更好的方式与疼痛共处。常见的技能包括放松、随节拍活动、解决问题、分散注意力和改变消极思维模式（BGS, 2013；Keefe et al., 2013；Ehde et al., 2014；Bruckenthal et al., 2016）。

尽管很多研究在不同的环境中使用了不同的 CBT 模式，使得直接比较变得困难，但目前有证据支持在老年人群中使用 CBT。总体结论似乎表明，CBT 在减轻疼痛方面的效果是小到中等的（Keefe et al., 2013），而其更显著的效果是能够改善抑郁、焦虑和自我效能（Nash et al., 2013；BGS, 2013；Ehde et al., 2014）。

该发现得到了 NICE（2009）的支持，建议将 CBT 用于治疗身体健康状况不佳、同时患有抑郁症的成人。然而，目前的 NICE 指南并不支持将 CBT 单独作为一种疼痛管理方式。2014 年，NICE 关于骨关节炎疼痛的治疗指南中没有提及 CBT。2016 年，NICE 关于伴或不伴坐骨神经痛的背痛患者的治疗和管理指南中，只建议将其用作其他治疗方式的辅助手段。

因此，心理干预作为一种疼痛管理干预措施，对老年人的影响难以确定。关于心理干预不良反应的报告有限，而且有证据支持它们在生物心理社会方面的应用，特别是焦虑和抑郁，但目前尚不清楚它们在降低实际疼痛体验强度方面的有效性。

总 结

本章介绍了可用于支持老年人疼痛管理的非药物疗法，包括自我管理、分散注意力、运动、CAMs 和心理干预等。

基于现有证据，应用非药物疼痛管理干预方法时，应优先考虑以下几项。

（1）自我管理——通过某种形式的教育鼓励疼痛患者对自己的疼痛负责，并学会管理自己的疼痛。

（2）运动——选择符合个人喜好的运动，以增强力量和提高灵活性。

（3）分散注意力——减少或转移个体对自身痛苦经历的注意力。分散注意力的技术包括引导想象、放松和按摩等。

（4）利用浅层温度变化——热疗或冷疗。

需要补充的是，这些非药物干预措施应作为一种辅助治疗手段，而不应作为主要的疼痛治疗方法。

对疼痛管理价值有限或未被证实有效性的干预措施包括大多数的 CAMs。除了疼痛，如果还同时存在抑郁和焦虑，分散注意力、放松和心理治疗作为辅助治疗手段是有效的。

目前在证据基础方面存在的局限性如下。

• 专门针对老年人群的非药物疼痛干预的研究有限。

• 研究证据质量中等或较差，大多数研究为小样本研究，缺乏内部和外部有效性。

• 系统综述和荟萃分析尚未有统一的结论。

- 目前研究所专注的医疗范围有限，主要涉及骨关节炎和肌肉骨骼疾病。
- 目前尚无具体证据证明非药物疼痛管理应用于认知障碍或痴呆老年患者的有效性。
- 有必要针对非药物疗法实施更大规模、高质量的研究。

但这并不意味着非药物疗法应该被一概否定，只是大多数非药物疗法的证据基础薄弱且关注的范围较窄。所有非药物干预措施的不良反应均较小，这意味着它们作为一种辅助治疗方法对于疼痛患者和疼痛管理医疗人员仍然具有一定的价值。非药物疗法成功治疗疼痛的关键在于它的辅助应用，通过满足疼痛患者的个人偏好和对所选治疗方法的价值体验，从而有效减轻他们的痛苦。

参考文献

1. Ali V. Self-treatment strategies. In: Banks C, Mackdrodt K, editors. Chronic pain management. London: Whurr; 2005.
2. Ambrose KR, Golightly YM. Physical exercise as non-pharmacological treatment of chronic pain: why and when. Best Pract Res Clin Rheumatol. 2015; 29: 120-30.
3. Arankalle K, Wardle J, Nair PMK. Alternate hot and cold application in the management of heel pain: a pilot study. Foot. 2016; 29: 25-8.
4. Baird CL, Sands L. A pilot study of the effectiveness of guided imagery with progressive muscle relaxation to reduce chronic pain and mobility difficulties of osteoarthritis. Pain Manag Nurs. 2004; 5 (3) : 97-104.
5. Baird CL, Murawski MM, Wu J. Efficacy of guided imagery with relaxation for osteoarthritis symptoms and medication intake. Pain Manag Nurs. 2010; 11 (1) : 56-65.
6. Brismee JM, Paige RL, Boatright JD, Hager JM, McCaleb JA, Quintela M, Feng D, Xu KT, Shen CL. Group and home-based tai chi in elderly subjects with knee osteoarthritis: a randomised controlled trial. Clin Rehabil. 2007; 29: 99-111.
7. Bronfort G, Haas M, Evans R, Leininger B, Triano J. Effectiveness of manual therapies: the UK evidence report. Chiropr Osteopat. 2010; 18 (3) : 22-33.
8. Brown ST, Kirkpatrick MK, Swanson MS, McKenzie IL. Pain experience of the elderly. Pain Manag Nurs. 2011; 12 (4) : 190-6.
9. Bruckenthal P, Mariono MA, Snelling L. Complementary and integrative therapies for persistent pain management in older adults. J Gerontol Nurs. 2016; 42 (12) : 40-8.
10. Bruyere O, Altman RD. Efficacy and safety of Glucosamine Sulfate in the real management of osteoarthritis; evidence from real life trials and surveys. Semin Arthritis Rheum. 2016; 45

(4): S12-7.

11. Chen B, Shan H, Chung M, Lin X, Zhang M, Pang J, Wang C. Chinese herbal bath therapy for the treatment of knee osteoarthritis: meta-analysis of randomised controlled trials. Evid Based Complement Alternat Med. 2015; 2015: 949172.

12. Cino K. Aromatherapy hand massage for older adults with chronic pain living in long-term care. J Holist Nurs. 2014; 32 (4) : 304-13.

13. Cooil J. Self-treatment strategies. In: Banks C, Mackdrodt K, editors. Chronic pain management. London: Whurr; 2005.

14. Dallob RA, Lopez-Chertuidi C, Rose T. Psychological Perspectives. In: Banks C, Mackdrodt K, editors. Chronic pain management. London: Whurr; 2005.

15. Ehde DM, Dillworth TM, Turner JA. Cognitive-behavioural therapy for individuals with chronic pain. Am Psychol. 2014; 69 (2) : 153-66.

16. Fransen M, McConnell S, harmer AR, Van der Esch M, Simic M, Bennell KL. Exercise for osteo- arthritis of the knee. Cochrane Database Syst Rev. 2015; 1: CD004376.

17. Galvin R, Cousins G, Boland F, Motterlini N, Bennett K, Fahey T. Prescribing patterns of glu- cosamine in an older population: a national cohort study. BMC Complement Altern Med. 2013; 13: 316-22.

18. Geilser CC, Cheung C. Complementary/alternative therapies use in older women with arthritis: information sources and factors influencing dialog with health care providers. Geriatr Nurs. 2015; 16: 15-20.

19. Geneen LJ, Moore RA, Clarke C, Martin D, Colvin LA, Smith BH. Physical activity and exercise for chronic pain in adults: an overview of Cochrane reviews. Cochrane Database Syst Rev. 2017; 1: CD011279.

20. Giacobbi PR, STabler ME, Stewart J, Jaeschke AM, Siebert JL, Kelley GA. Guided imagery for arthritis and other rheumatic diseases: a systematic review of randomised controlled trials. Pain Manag Nurs. 2015; 16 (5) : 792-803.

21. Giemza C, Matczack-Giemza M, Ostrowska B, Biec E, Dolinski M. Effect of cryotherapy on the lumber spine in elderly men with back pain. Ageing Male. 2014; 17 (3) : 183-8.

22. Giemza C, Matczack-Giemza M, De Nardi M, Ostrowska B, Czech P. Effect of frequent WBC treatments on the back pain therapy in elderly men. Ageing Male. 2015; 18 (3) : 135-42.

23. Guetin S, et al. The effects of music intervention in the management of chronic pain. Clin J Pain. 2012; 28 (4) : 329-37.

24. Hall A, Cosey B, Richmond H, Thompson J, Ferreria M, Latimer J, Maher CG. Effectiveness of Tai Chi for chronic musculoskeletal pain conditions: updates systematic review and meta-analysis. Phys Ther. 2017; 97 (2) : 227-38.

25. Hinman RS, McCory P, Pirotta M, Reif I, et al. Acupuncture for chronic knee pain. A randomised clinical trial. J Am Med Assoc. 2014; 312 (13) : 1313-22.

26. Hochberg MC, et al. Combined chondroitin sulfate and glucosamine for painful knee osteoarthri- tis; a multicentre, randomised, double-blind, non-inferiority trail versus celecoxib. Ann Rheum Dis. 2016; 75: 37-44.

27. Institute of Medicine (US) committee on advancing pain research, care and education. Relieving pain in America: a blueprint for transforming prevent, care, education and research.

Washington DC: National Academic Press; 2011.

28. Karttunen NM, Turunen J, Ahonen R, Hartikainen S. More attention to pain management in community dwelling older person with chronic musculoskeletal pain. Age Ageing. 2014; 43: 845-50.

29. Keefe FJ, Porter L, Somers T, Shelby R, Wren AV. Psychosocial interventions for managing pain in older adults: outcomes and clinical implications. Br J Anaesth. 2013; 111 (1) : 89-94.

30. Korban EA, Uyar M, Eyigor C, Yont GH, Celik S, Khorshid L. The effects of music therapy on pain in patients with neuropathic pain. Pain Manag Nurs. 2014; 15 (1) : 306-24.

31. McCaffery M, Pasero C. Pain: clinical manual. St. Louis: Mosby; 1999.

32. McFeeters S, Pront L, Cuthbertson L, King L. Massage, a complementary therapy effectively promoting the health and well-being of older people in residential care settings; a review of the literature. Int J Older People Nursing. 2014; 11: 266-83.

33. Morone NE, Lynch CS, Greco CM, Tindle HA, Weiner DK. I felt like a new person. The effects of mindfulness meditation on older adults with chronic pain: qualitative narrative analysis of diary entries. J Pain. 2008; 9 (9) : 841-8.

34. Nash VR, Ponto J, Townsend C, Nelson P, Bretz MN. Cognitive behavioural therapy, self-efficacy, and depression in persons with chronic pain. Pain Manag Nurs. 2013; 14 (4) : e236-43.

35. Nasiri A, Mahmodi MA, Nobakht Z. Effect of aromatherapy massage with lavender essential oil on pain patients with osteoarthritis of the knee: a randomised controlled clinical trial. Complement Ther Clin Pract. 2016; 25: 75-80.

36. National Health Service. Complementary and Alternative Medicine. 2016. https: //www. nhs.uk/ Livewell/complementary-alternative-medicine/Pages/complementary-alternative-medicines. aspx. Accessed Nov 2017.

37. National Institute for Health and Care Excellence. Low back pain. Early management of persis- tent non-specific low back pain. 2009. https: //www.nice.org.uk/guidance/CG88. Accessed Nov 2017.

38. National Institute for Health and Care Excellence. Osteoarthritis: care and management. NICE. 2014. nice.org.uk/guidance/cg177.

39. National Institute of Health Care Excellence. Depression in adults with a chronic physical health problem: recognition and management. Clinical guideline CG91. 2009. https: //www. nice.org. uk/guidance/cg91.

40. National Institute of Health Care Excellence. Low back pain and sciatica in over 16s: assessment and management. NICE guideline NG59. 2016. https: //www.nice.org.uk/ guidance/qs155/.

41. Nelson NL, Churilla JR. Massage therapy for pain and function in patients with arthritis. Am J Phys Med Rehabil. 2017; 96 (9) : 665-72.

42. Park J, McCaffrey R, Newman D, Liehr P, Ouslander JG. A pilot randomised controlled trial of the effects of chair yoga on pain and physical function among community dwelling older adults with lower extremity osteoarthritis. Am Geriatr Soc. 2017; 65: 592-7.

43. Patel NK, Akkihebbalu S, Espinoza SE, Chiodo LK. Perceptions of community-based yoga inter- vention for older adults. Act Adapt Ageing. 2011; 35: 151-63.

44. Petrosfsky JS, Laymon MS, Alshammari FS, Lee H. Use of low level of continuous heat as an adjunct to physical therapy improves knee pain recovery and the compliance for home exercise in patients with chronic knee pain: a randomised controlled trial. J Strength Cond Res. 2016; 30 (11) : 3107-15.

45. Platts-Mills TF, Hoover MV, Burgh ET, LaMantia MA, Davis S, Weaver MA, Zimmerman S. Development and validation of a brief interactive educational video to improve outpatient treatment of older adults acute musculoskeletal pain. J Am Geriatr Soc. 2016; 64 (4) : 880-1.

46. Porcheret M, Jordan K, Jinks C, Croft P. Primary care treatment of knee pain - a survey of older adults. Rheumatology. 2007; 46: 1694-700.

47. Provenza JR, Shinjo SK, Silva JM, Peron CRGS, Rocha FAC. Combined glucosamine and chon- droitin sulfate, once or three times daily provides clinically relevant analgesia in knee osteoar- thritis. Clin Rheumatol. 2015; 34: 1455-62.

48. Quach J, Lee JA. Do music therapies reduce depressive symptoms and improve QOL in older adults with chronic disease? Nursing. 2017; 47 (6) : 58-63.

49. Reid MC, Papaleontious M, Ong A, Breckman R, Wethington E, Pillemer K. Self-management strategies to reduce pain and improve function among older adults in community settings: a review of the evidence. Pain Med. 2008; 9 (4) : 409-24.

50. Reid CM, Shengelia R, Parker SJ. Pharmacologic management of osteoarthritis-related pain in older adults. Am J Nurs. 2012; 31 (2) : 109-14.

51. Runhaar J, et al. Subgroup analyses of the effectiveness of oral glucosamine for knee and hip osteoarthritis: a systematic review and individual patient data meta-analysis from the OA trial bank. Ann Rheum Dis. 2017; 76: 1862-9.

52. Rutjes AW, Nuesch E, Sterchi R, Kalichman L, Hendriks E, Osiri M. Transcutaneous electrical stimulation for osteoarthritis of the knee. Cochrane Database Syst Rev. 2009; 7 (4): CD002823. Sawitzke AD, et al. Clinical efficacy and safety of glucosamine, chondroitin sulphate, their com- bination, celecoxib or placebo taken to treat osteoarthritis of the knee: 2 year results from GAIT. Ann Rheum Dis. 2010; 69: 1459-64.

53. Schiller J, Korallus C, Bethge M, Karst M, Schmalhofer ML, Gutenbrunner C, Fink MG. Effects of acupuncture on quality of life and pain in patients with osteoporosis - a randomised con- trolled trial. Arch Osteoporos. 2016; 11 (34) : 1-10.

54. Schofield P. Pain management in older adults. Med Older Adults. 2016; 45 (1) : 41-5.

55. Schreiber KL, et al. Distraction analgesia in chronic pain patients. Anaesthesiology. 2014; 121 (6) : 1292-301.

56. Shengelia R, Parker SJ, Ballin M, George T, Reid MC. Complementary therapies for osteoarthritis: are they effective? Pain Manag Nurs. 2013; 14 (4) : 274-88.

57. Simon CB, Riley JL, Fillingim RB, Bishop MD, George SZ. Age group comparisons of TENS response among individuals with chronic axial low back pain. J Pain. 2015; 16 (12) : 1268-79.

58. Takai Y, Yamamoto-Mitani N, Okamoto Y, Kyama K, Honda A. Literature review of pain preva- lence among older residents of nursing homes. Pain Manag Nurs. 2010; 11 (4) : 209-23.

59. Taylor P, Pezzullo L, Grant SJ, Bensoussan A. Cost-effectiveness of acupuncture for chronic

non- specific low back pain. Pain Pract. 2013; 14 (7) : 599-606.

60. The British Geriatric Society. Guidance on the management of pain in older people. Age Ageing. 2013; 42: i1-57.

61. The House of Lord. Select Committee on Complementary and Alternative Therapies. 2000. https: // publications.parliament.uk/pa/ld199900/ldselect/ldsctech/123/12302.htm. Accessed Nov 2017.

62. Tobias KE, Lama SD, Parker SJ, Henderson CR, Nickerson AJ, Carrington Reid M. Meeting the public health challenge of pain in later life: what role can senior centers play? Pain Manag Nurs. 2014; 15 (4) : 760-7.

63. Tsai PF, Chang JY, Beck C, Kuo YF, Keefe FJ. A pilot cluster randomised trial of a 20 week tai chi program in elders with cognitive impairment and osteoarthritic knee: effects on pain and other health outcomes. J Pain Symptom Manag. 2013; 45 (4) : 660-9.

64. Tse M, Leung R, Ho S. Pain and psychological well-being of older persons living in nursing homes: an exploratory study in planning patient centred interventions. J Adv Nurs. 2012; 68 (2): 312-21.

65. Tse MMY, Tan SK, Wan VTC, Vong SKS. The effectiveness of physical exercise training in pain, mobility and psychological well-being of older persons living in nursing homes. Pain Manag Nurs. 2014; 15 (4) : 778-88.

66. Van den Dolder A, Ferreira PH, Refshauge KM. Effectiveness of soft tissue massage and exercise for the treatment of non-specific shoulder pain; a systematic review with meta-analysis. Br J Sports Med. 2014; 48: 1216-26.

67. Wilson M, Roll JM, Corbett C, Barbosa-Leiker C. Empowering patients with persistent pain using an internet based self-management program. Pain Manag Nurs. 2015; 16 (4) : 503-14.

68. Wirth JH, Hudgins JC, Paice JA. Use of herbal therapies to relieve pain: a review of efficacy and adverse effects. Pain Manag Nurs. 2005; 6 (4) : 145-67.

69. Yang S, Dube CE, Eaton CB, McAlindon TE, Lapan KL. Longitudinal use of complementary and alternative medicine among older adults with radiographic knee osteoarthritis. Clin Ther. 2013; 35 (11) : 1690-702.

70. Yildrum N, Ulusoy MF, Bodur H. The effect of heat application on pain, stiffness, physical func- tion and quality of life in patients with knee osteoarthritis. J Clin Nurs. 2010; 19: 1113-20.

老年人疼痛药物治疗

Gisèle Pickering

5

摘　要

　　年龄相关因素会影响药物的药理作用及其有效性和安全性。疼痛治疗强调个体化治疗。然而，对于伴有认知障碍、沟通障碍或痴呆的老年人，疼痛治疗非常复杂。本章简述了在老年人群中进行充分疼痛管理所面临的挑战。

5.1　概述

　　共病的发生率、多重用药以及药物－药物之间和药物－疾病之间的相互作用都会影响到药物治疗（Arnstein，2010）。全球范围内已经制定了针对老年人疼痛管理和镇痛方案的诊疗指南，但仍缺乏针对易感患者的具体指南（AGS，2009；

G. Pickering
Department of Clinical Pharmacology,
University Regional Hospital，Clermont-Ferrand，France

Inserm CIC1405 and Neurodol 1107，Medical Faculty，University Clermont Auvergne，Clermont-Ferrand，France
e-mail：gisele.pickering@uca.fr

© Springer International Publishing AG，part of Springer Nature 2018
G. Pickering et al.（eds.），Pain Management in Older Adults，Perspectives in Nursing Management and Care for Older Adults，https：//doi.org/10.1007/978-3-319-71694-7_5

ACR，2008；Pergolizzi et al.，2008；Zhang et al.，2005；BPS，2007；APS，2005；Parsons，2017）。通常采用个体化的治疗方案，这种方案应基于优化治疗措施、预测和管理潜在的药物相关问题（如跌倒、住院）（Fick et al.，2003）、考虑患者的共病，并结合多模式治疗策略，以实现更具针对性的疼痛管理。然而，伴有认知障碍、沟通障碍或痴呆的老年患者的疼痛治疗充满挑战，有多种原因：这一人群的疼痛评估非常困难；剂量滴定和剂量确定非常烦琐；痴呆的行为和心理症状（BPSD）很容易与疼痛症状混淆；经常开具精神药物处方；不恰当的用药可能会产生包括谵妄在内的一系列副作用。

5.2 增龄导致的药理学变化

药物代谢动力学（药动学）和药物效应动力学（药效学）的变化与衰老有关。研究表明，与健康的老年人相比，体弱老年人的药动学和药效学变化更为显著（Shi et al.，2008）。

5.2.1 药动学变化

药物吸收受到多种因素的影响，包括合并症、抑制胃肠道蠕动的药物、慢性便秘、长期使用泻药、胃食管反流和吞咽困难（Shi et al.，2008；Tumer et al.，1992）。此外，对于经皮吸收的药物，个体间的差异非常显著（Hammerlein et al.，1998）。

与年龄相关的分布变化是显著的。衰老与肌肉量减少、脂肪量增加和总水量减少有关；药物在体内的分布也随之改变（Hammerlein et al.，1998；Kinirons and Crome，1997）。亲水性药物（如吗啡）的分布容积减少，因而血浆浓度增加，需要减少剂量。相反，亲脂性药物（如芬太尼）的分布容积增加，因而血浆浓度降低，半衰期增加，通常导致药物累积（Hammerlein et al.，1998）。高龄也与血清白蛋白水平降低相关（Paolisso et al.，1995）；如果患有慢性疾病或营养不良，这种情况更为常见，导致游离药物浓度增加。然而，这些变化仅对蛋白质结合率高于90%、分布容积小、窄治疗指数药物具有临床意义（Grandison and

Boudinot, 2000）。

随着年龄的增长，药物代谢能力下降、肝脏体积减小、肝血流量降低，高清除率药物的清除率会受到影响；一些学者认为内在代谢药物清除率会降低 20%～60%（Butler and Begg, 2008）。第一阶段酶促反应的速度降低，而第二阶段酶促反应的速度通常没有改变（Schmucker, 2001）。随着年龄的增长，肾清除率降低、肾脏体积减小、肾小管分泌减少，80 岁时肾小球滤过率下降 30%～50%，这可能导致经肾脏排泄的药物在肾脏中累积。肾功能和肌酐清除率可通过 Cockroft-Gault 公式估算，该公式考虑了年龄、体重、血清肌酐和性别等因素（Cockcroft and Gault, 1976）。对于肌肉量下降的老年营养不良患者，该公式会高估肌酐清除率。

5.2.2　药效学变化

与年龄相关的药效学变化通常会导致老年人对药物的敏感性增加，从而导致发生不良反应（AE）的危险性增加（Nolan and O'Malley, 1988）。更具体地说，胆碱能受体的敏感性增加使老年患者对三环类抗抑郁药等抗胆碱能药物的不良反应更敏感。

内环境稳定性降低解释了老年患者生理功能受损后基础状态恢复延迟的原因。例如，服用非甾体抗炎药（NSAID）出现急性肾衰竭或胃肠道出血，使用阿片类药物出现过度镇静。

5.3　老年人镇痛药的选择和疼痛治疗

对痴呆患者进行疼痛评估非常困难，这一核心问题在其他章节中有很多讨论（例如，第 3 章）。如果痴呆患者出现躁动、攻击性行为等症状，应考虑患者是否存在疼痛。镇痛药疗效的评估依赖于疼痛的系统评估以及评估量表的可靠性。虽然躁动和攻击性行为可能是沟通障碍患者的疼痛症状，但也可能是痴呆的症状（Husebo et al., 2011）。这些 BPSD 可能会将治疗导向精神药物治疗，而不是镇痛药治疗，从而增加了抗精神病药引起严重副作用的风险。老年患者往往存在多重用药以及增龄导致的药理学变化，疼痛治疗往往会带来额外的药物负担，镇痛药物的选择应遵循专家的建议。老年患者多重用药会导致药物间相互作用和相关毒性的风险增加（Pickering，2004）。

5.3.1 急性和慢性疼痛

老年患者使用的镇痛药与年轻人相同。急性和慢性疼痛（定义见第2章）的治疗依赖于经典的阶梯式原则：第1阶梯——对乙酰氨基酚或NSAID；第2阶梯——弱阿片类药物，如可待因和曲马多；第3阶梯——强阿片类药物。对于神经性疼痛，这些药物通常是无效的，需要联合应用抗抑郁药或抗癫痫药。由于老年人关节病变和骨关节炎的高发病率，对乙酰氨基酚被广泛应用于老年患者，并被推荐作为一线口服镇痛药（AGS，2009）。建议老年人每日最大剂量为3 g。不良反应比较罕见，肝毒性是主要的安全问题，其与营养不良、长期禁食、低体重、营养状况不佳、酗酒、与年龄相关的抗氧化状态变化或脱水导致谷胱甘肽储存被耗尽有关（AGS，2009；Pujos-Guillot et al.，2012；Pickering et al.，2011）。

NSAID和选择性COX-2抑制剂疗效确切，但具有明确的毒性特征（导致胃肠道、肾脏和心血管功能异常），只有在其他较安全的治疗方法失败，且对老年患者进行严格筛选后，才可以考虑谨慎使用NSAID（AGS，2009）。研究表明，在老年人群中，NSAID和COX-2抑制剂的不恰当使用非常普遍（Abraham et al.，2005；Van Leen et al.，2007；Visser et al.，2002）。不恰当的药物处方（主要是指药物类型而非剂量）在老年患者的治疗过程中很常见，对服用NSAID的患者应定期进行重新评估，以确保持续获益、无毒副作用，以及避免药物–药物之间或药物–疾病之间的相互作用（AGS，2009）。最近的一项系统综述表明，当老年人服用NSAID时，意外跌倒的风险可能会增加（Hegeman et al.，2009）。值得注意的是，外用NSAID的疗效与口服NSAID相似，且不良事件发生率较低（Baraf et al.，2011）。

阿片类镇痛药被推荐用于治疗伴有疼痛相关功能障碍或生活质量降低的中重度慢性疼痛（Pergolizzi et al.，2008）。一项关于阿片类药物在老年人慢性疼痛中应用的综述，重点关注的是丁丙诺啡、芬太尼、氢吗啡酮、美沙酮、吗啡和羟考酮，强调老年患者对阿片类药物治疗的反应和年轻患者相同，但耐受性往往是一个限制因素。目前无法推荐使用某种特定的阿片类药物（Pergolizzi et al.，2008），而应考虑每种阿片类药物的获益 - 风险比、共病及合并用药情况。老年病学的一般原则是，尽可能从最低剂量开始，并根据镇痛反应和不良反应进行剂量滴定，对于阿片类药物来说，这一点非常重要。在过去的二十年里，阿片类药物的处方量激增，导致了阿片类药物的滥用，产生了不良后果（Manchikanti et al.，2012）。在老年人中，阿片类药物既用于癌痛治疗，也用于非癌痛和骨关节炎治疗。骨关节炎是最常见的老年疾病，也是世界范围内失能和慢性疼痛的主要原因。很多文献已经回顾了阿片类药物对老年人的益处和危害，与其他治疗方法相比（Gloth Ⅲ，2011；Lussier and Pickering，2010），阿片类药物与更高的骨折风险相关（Solomon et al.，2012；Solomon et al.，2010）。如果计划更换阿片类药物，可通过阿片类药物等效镇痛表进行剂量换算，但这些表格数量众多，尚未达成共识（Natusch，2012；Syrmis et al.，2014；Shaheen et al.，2009）。便秘、恶心和嗜睡是常见的副作用，应通过适当的药物进行预防，尤其是老年人。

5.3.2 神经性疼痛

神经性疼痛在老年人中很常见，目前仍然是一个棘手的问题。事实证明，神经性疼痛经常发生在老年痴呆患者中，而且往往难以治疗，且对患者来说无法控制。对神经性疼痛的评估并不容易，尤其在患有认知障碍的老年人群中。

神经性疼痛的一线药物包括三环类抗抑郁药、选择性 5- 羟色胺和去甲肾上腺素再摄取抑制剂（度洛西汀和文拉法辛）、钙通道 α2-δ 配体（加巴喷丁和普瑞巴林），以及利多卡因和辣椒素等局部外用药（Pickering et al.，2017）。AGS 修订了先前关于老年人顽固性疼痛药物治疗的一些建议，并强烈建议，由于存在抗胆碱能、心脏和认知方面不良反应的风险，老年人应避免使用三级三环类抗抑郁药（Gloth Ⅲ，2011）。抗癫痫药也有一些不良反应，包括头晕、嗜睡、步态障碍和跌倒等，建议减少使用剂量（Pickering，2014）。用于治疗神经性疼痛的经典药物的不良反应限制了其在衰弱老年人中的使用。局部治疗和非侵入性治疗可以单独使用，也可以与全身治疗联合使用。在患有带状疱疹后神经痛的老年患者中，5%利多卡因贴膏可以减少抗抑郁药和阿片类药物的使用（Pickering，2014；Pickering et al.，2014）。

5.4　疼痛治疗和行为或心理症状

　　抗精神病药、抗惊厥药、抗抑郁药、抗焦虑药、胆碱酯酶抑制药和 NMDA
受体调节剂可用于治疗 BPSD（Sink et al.，2005；Kverno et al.，2008；Schulze
et al.，2013；Kamble et al.，2009）。精神药物普遍用于痴呆的治疗，使用率为
17%～78%（Kverno et al.，2008；Schulze et al.，2013；Parsons，2017）。典型抗精
神病药（如氟哌啶醇、硫利达嗪、氟哌利多、丙嗪）的主要不良反应包括肌张力
障碍、迟发性运动障碍、认知障碍和心律失常。氟哌啶醇能够改善患者的攻击性
行为，但对躁动症状无效（Lonergan et al.，2007），尽管其安全性较差，但至今仍
在使用。非典型抗精神病药是 20 世纪 90 年代开发的第二代抗精神病药（如利培
酮、奥氮平、阿立哌唑、喹硫平），由于其在迟发性运动障碍方面的安全性略好，
已基本取代了第一代药物。然而，文献中强调了第二代抗精神病药会因抗胆碱能
作用而导致谵妄风险（Ballard and Corbett，2013）和死亡率增加（由于过度镇静、
脱水和心律失常）。将疼痛和 BPSD 相混淆会导致开具错误的精神药物处方，如
抗精神病药。60% 的住院患者和 45% 的认知障碍患者可能发生谵妄（Lonergan et
al.，2007）。这可能是由药物引起的，因此老年患者应避免使用包含抗精神病药在
内的致谵妄药物（Maclullich et al.，2013）。认知障碍会导致老年人的谵妄风险增
加、住院时间延长，以及并发症和不良预后的风险增加（Lonergan et al.，2007）。

　　老年患者的疼痛治疗极具挑战性，因为合并症需要多种药物治疗（据报
道，老年患者每天服用 5～10 种药物），这些药物具有潜在的相互作用（Lussier
and Pickering，2010；Pickering，2012），并且约 20% 的处方存在处方不当的风险
（Opondo et al.，2012）。另外，老年人身体衰弱、认知能力下降，这可能会影响镇
痛药的药动学和药效学，并进一步增加其异质性，因而为老年人开具镇痛药处方
的挑战进一步加大（McLachlan et al.，2011）。确定合适的镇痛药剂量依赖于个体
化的疼痛管理方法。衰弱也与疼痛相关（McLachlan et al.，2011），痴呆患者经常
表现出神经精神症状，这些症状也可能是疼痛的表现。

总结

最佳的疼痛治疗依赖于确定合适的药物获益 – 风险比。所有镇痛药最常见的副作用是神经心理方面的，尤其在长期护理环境中（Hartikainen et al., 2007）。阿片类药物和一些抗精神病药（抗抑郁药、神经安定药、镇静催眠药）的不良反应，如跌倒，已经有大量的记录（Hartikainen et al., 2007；Leipzig et al., 1999）。除了使用镇痛药治疗老年人时必须警惕的问题外，衰弱患者和严重认知障碍患者的疼痛药物治疗也面临着巨大的挑战。由于疼痛评估的困难，剂量的滴定和确定非常烦琐。服用多种中枢神经系统药物或患有精神病的患者需要医疗专业人员的特别护理。为避免老年人中常见的不良反应和药物之间的相互作用，应采取个体化的方法来优化多药治疗方案。虽然药物治疗是主要的疼痛治疗方法，但同时应开展非药物治疗，并将药物治疗和非药物治疗联合使用，从而获得协同的治疗效果。

参考文献

1. Abraham NS, El-Serag HB, Johnson ML. National adherence to evidence-based guidelines for the prescription of nonsteroidal anti-inflammatory drugs. J Gastroenterol. 2005; 129: 1171-8.
2. ACR (American College of Rheumatology) Ad Hoc Group on Use of selective and non selective NSAI drugs. Recommendations for use: an American College of Rheumatology white paper. Arthritis Rheum. 2008; 59: 1058-73.
3. AGS American Geriatrics Society Panel on the Pharmacological Management of Persistent Pain in Older Persons. Pharmacological management of persistent pain in older persons. J Am Geriatr Soc. 2009; 57: 1331-46.
4. APS (Australian Pain Society). Pain in residential aged care facilities management strategies; 2005. Arnstein RN. Balancing analgesic efficacy with safety concerns in the older patient. Pain Manag Nurs. 2010; 11: S11-22.
5. Ballard C, Corbett A. Agitation and aggression in people with Alzheimer's disease. Curr Opin Psychiatry. 2013; 26 (3) : 252-9.
6. Baraf HS, Gloth FM, Barthel HR, et al. Safety and efficacy of topical diclofenac sodium gel for knee osteoarthritis in elderly and younger patients: pooled data from three randomized, double- blind, parallel-group, placebo-controlled, multicenter trials. Drugs Aging. 2011; 28: 27-40.
7. British Pain Society. The assessment of pain in older people. Concise guidance to good

practice. A series of evidence-based guidelines for clinical management. Number 8. National guidelines; 2007.

8. Butler JM, Begg EJ. Free drug metabolic clearance in elderly people. Clin Pharmacokinet. 2008; 47: 297-321.

9. Cockcroft DW, Gault MH. Prediction of creatinine clearance from serum creatinine. Nephron. 1976; 16: 31-41.

10. Fick DM, Cooper JW, Wade WE, et al. Updating the Beers criteria for potentially inappropriate medication use in older adults: results of a US consensus panel of experts. Arch Intern Med. 2003; 163: 2716-24.

11. Gloth FM III. Pharmacological management of persistent pain in older persons: focus on opioids and nonopioids. J Pain. 2011; 1 (Supp l) : S14-20.

12. Grandison MK, Boudinot FD. Age-related changes in protein binding of drugs: implications for therapy. Clin Pharmacokin. 2000; 38: 271-90.

13. Hammerlein A, Derendorf H, Lowenthal DT. Pharmacokinetic and pharmacodynamic changes in the elderly: clinical implications. Clin Pharmacokin. 1998; 35: 49-64.

14. Hartikainen S, Lonnroos E, Louhivuori K. Medication as a risk factor for falls: critical systematic review. J Gerontol A Biol Sci Med Sci. 2007; 62 (10) : 1172-81.

15. Hegeman J, van den Bemt BJ, Duyses J, van Limbeek J. NSAIDs and the risk of accidental falls in the elderly: a systematic review. Drug Saf. 2009; 32: 489-98.

16. Husebo BS, Ballard C, Sandvik R, Nilsen OB, Aarsland D. Efficacy of treating pain to reduce behavioural disturbances in residents of nursing homes with dementia: cluster randomised clinical trial. BMJ. 2011; 343: d4065.

17. Kamble P, Chen H, Sherer JT, Aparasu RR. Use of antipsychotics among elderly nursing home residents with dementia in the US: an analysis of National Survey Data. Drugs Aging. 2009; 26 (6) : 483-92.

18. Kinirons MT, Crome P. Clinical pharmacokinetics considerations in the elderly: an update. Clin Pharmacokin. 1997; 33: 302-12.

19. Kverno KS, Rabins PV, Blass DM, Hicks KL, Black BS. Prevalence and treatment of neuropsychi- atric symptoms in advanced dementia. J Gerontol Nurs. 2008; 34 (12) : 8-15.

20. Leipzig RM, Cumming RG, Tinetti ME. Drugs and falls in older people: a systematic review and meta-analysis: I. Psychotropic drugs. J Am Geriatr Soc. 1999; 47 (1) : 30-9.

21. Lonergan E, Britton AM, Luxenberg J, Wyller T. Antipsychotics for delirium. Cochrane Database Syst Rev. 2007; 18 (2) : CD005594.

22. Lussier D, Pickering G. Pharmacology considerations in older patients. In: Baulieu, et al., editors. Pharmacology of pain. Seattle: IASP Press; 2010. p. 547-67.

23. Maclullich AM, Anand A, Davis DH, Jackson T, Barugh AJ, Hall RJ, Ferguson KJ, Meagher DJ, Cunningham C. New horizons in the pathogenesis, assessment and management of delirium. Age Ageing. 2013; 42 (6) : 667-74.

24. Manchikanti L, Helm S, Fellows B, et al. Opioid epidemic in the United States. Pain Physician. 2012; 15: ES9-ES38.

25. McLachlan AJ, Bath S, Naganathan V, et al. Clinical pharmacology of analgesic medicines in older people: impact of frailty and cognitive impairment. Br J Clin Pharmacol. 2011; 71:

351-64.

26. Natusch D. Equianalgesic doses of opioids – their use in clinical practice. Br J Pain. 2012; 6 (1): 43-6.

27. Nolan L, O'Malley K. Prescribing for the elderly. Part I: sensitivity of the elderly to adverse drug reactions. J Am Geriatr Soc. 1988; 32: 142-9.

28. Opondo D, Eslami S, Visscher S, de Rooij SE, Verheij R, Korevaar JC, Abu-Hanna A. Inappropriateness of medication prescriptions to elderly patients in the primary care setting: a systematic review. PLoS One. 2012; 7 (8) : e43617.

29. Paolisso G, Gambardella A, Balbi V, Ammendola S, D'Amore A, Varrichio M. Body composition, body fat distribution, and resting metabolic rate in healthy centenarians. Am J Clin Nutr. 1995; 62: 746-50.

30. Parsons C. Polypharmacy and inappropriate medication use in patients with dementia: an under- researched problem. Ther Adv Drug Saf. 2017; 8 (1) : 31-46.

31. Pergolizzi J, Boger RH, Budd K, et al. Opioids and the management of chronic severe pain in the elderly: consensus statement of an International Expert Panel with focus on the six clinically most often used World Health Organization Step III opioids (buprenorphine, fentanyl, hydro- morphone, methadone, morphine, oxycodone) . Pain Pract. 2008; 8: 287-313.

32. Pickering G. Frail elderly, nutritional status and drugs. Arch Gerontol Geriatr. 2004; 38: 174-80. Pickering G. Analgesic use in the older person. Curr Opin Support Palliat Care. 2012; 6: 207-12. Pickering G. Antiepileptics for post-herpetic neuralgia: current and future prospects. Drugs Aging. 2014; 31 (9) : 653-60.

33. Pickering G, Schneider E, Papet I, et al. Acetaminophen metabolism after major surgery: a bigger challenge with increasing age. Clin Pharmacol Ther. 2011; 90: 707-11.

34. Pickering G, Pereira B, Clère F, Sorel M, de Montgazon G, Navez M, Picard P, Roux D, Morel V, Salimani R, Adda M, Legout V, Dubray C. Cognitive function in older patients with posther- petic neuralgia. Pain Pract. 2014; 14 (1) : E1-7.

35. Pickering G, Martin E, Tiberghien F, Delorme C, Mick G. Localized neuropathic pain: an expert consensus on local treatments. Drug Des Devel Ther. 2017; 11: 2709-18. https: //doi. org/10.2147/DDDT.S142630.

36. Pujos-Guillot E, Pickering G, Lyan B, et al. Therapeutic paracetamol treatment in older persons induces dietary and metabolic modifications related to sulfur amino acids. Age (Dordr) . 2012; 34: 181-93.

37. Schmucker DL. Liver function and phase I drug metabolism in the elderly: a paradox. Drugs Aging. 2001; 18: 837-51.

38. Schulze J, Glaeske G, van den Bussche H, Kaduszkiewicz H, Koller D, Wiese B, Hoffmann F. Prescribing of antipsychotic drugs in patients with dementia: a comparison with age-matched and sex-matched non-demented controls. Pharmacoepidemiol Drug Saf. 2013; 22 (12) : 1308-16.

39. Shaheen PE, Walsh D, Lasheen W, Davis MP, Lagman RL. Opioid equianalgesic tables: are they all equally dangerous? J Pain Symptom Manag. 2009; 38 (3) : 409-17.

40. Shi S, Mörike K, Klotz U. The clinical implications of aging for rational drug therapy. Eur J Clin Pharmacol. 2008; 64: 183-99.

41. Sink KM, Holden KF, Yaffe K. Pharmacological treatment of neuropsychiatric symptoms of dementia: a review of the evidence. JAMA. 2005; 293 (5) : 596-608.

42. Solomon DH, Rassen JA, Glynn RJ, et al. The comparative safety of opioids for nonmalignant pain in older adults. Arch Intern Med. 2010; 170: 1979-86.

43. Solomon DH, Rassen JA, Glynn RJ, et al. The comparative safety of analgesics in older adults with arthritis. Arch Intern Med. 2012; 170: 1968-78.

44. Syrmis W, Good P, Wootton J, Spurling G. Opioid conversion ratios used in palliative care: is there an Australian consensus? Intern Med J. 2014; 44 (5) : 483-9.

45. Tumer N, Scarpace PJ, Lowenthal DT. Geriatric pharmacology: basic and clinical considerations. Annu Rev Pharmacol Toxicol. 1992; 32: 271-302.

46. Van Leen MWF, Van Der Eijk I, Schols JMGA. Prevention of NSAID gastropathy in elderly patients. An observational study in general practice and nursing homes. Age Ageing. 2007; 36: 414-8.

47. Visser LE, Graatsma HH, Tricker BHC. Contraindicated NSAIDs are frequently prescribed to elderly patients with peptic ulcer disease. Br J Clin Pharmacol. 2002; 53: 183-8.

48. Zhang W, Doherty M, Arden N, EULAR Standing Committee for International Clinical Studies Including Therapeutics (ESCISIT) . EULAR evidence based recommendations for the man agement of hip osteoarthritis: report of a task force of the EULAR Standing Committee for International Clinical Studies Including Therapeutics (ESCISIT) . Ann Rheum Dis. 2005; 64: 669-81.

失智老年人疼痛管理

Nanda Cécile de Knegt

6

摘　要

　　失智（ID）是指因遗传或医学疾病导致的智力缺陷和适应性缺陷。尽管在科学研究和临床实践中已经意识到，失智者的非典型疼痛反应不一定反映出对疼痛的不敏感或漠不关心，但疼痛评估仍然受到错误理解的影响。失智老年人形成了一个复杂的亚组，因为失智老年人疼痛管理面临的挑战是双重的。随着预期寿命的延长，需要为失智人群的护理者提供姑息治疗方面的专业知识（核心概念包括疼痛治疗、生活质量和沟通困难）。尽管某些类型的行为对失智人群的疼痛评估似乎很敏感，而且已经开发出了疼痛诊断工具，但由于影响失智人群疼痛的因素很多，仍然需要采取个体化的管理方法。这包括个体化的药物和非药物疼痛管理计划，即针对个体的疼痛特征，在医疗和社会心理疾病的背景下进行干预。

N. C. de Knegt
Department of Clinical Neuropsychology，VU University，Amsterdam，The Netherlands
e-mail：n.c.de.knegt@vu.nl

© Springer International Publishing AG，part of Springer Nature 2018
G. Pickering et al.（eds.），Pain Management in Older Adults，Perspectives in Nursing
Management and Care for Older Adults，https：//doi.org/10.1007/978-3-319-71694-7_6

6.1 失智人群疼痛概述

成人认知障碍的各种病因（如神经退行性疾病、血管疾病、创伤、中毒、缺氧和感染性疾病等）对疼痛评估和治疗提出了挑战，例如报告疼痛和要求使用镇痛药的能力下降（Buffum et al.，2007）。在早期的疼痛研究中，失智亚组受到了更多的关注。根据《精神障碍诊断与统计手册（第五版）》，失智是一种在发育期发病的障碍，其特征包括在概念、社会和实践领域中的智力缺陷（即智商为 65 或以下）以及的适应性缺陷［即日常生活活动中的个体依赖和（或）无法承担社会责任］（APA，2013）。失智与遗传疾病（如 21- 三体综合征）或健康状况（如癫痫）有关，其严重程度应根据适应性功能（即所需支持水平）来确定（APA，2013）。

随着时间的推移，对失智人群疼痛的研究得到了迅速发展，这一主题的概念和临床方法也发生了重大转变（Symons et al.，2008）。一直以来，对疼痛不敏感（即感官体验减少）或漠不关心（即情感反应减少）的假设被用来解释潜在疼痛情况下非典型反应的病例报告（例如，Devarakonda et al.，2009）和照顾者对疼痛行为的描述（Biersdorff，1994）。越来越多的研究结果对以前的观点提出了质疑，即疼痛表达障碍是否真的反映了疼痛体验障碍（Oberlander and Symons，2006；Symons et al.，2008）。

目前，疼痛研究人员提出了更为合理的解释，即由于认知障碍和（或）运动受限，失智患者的疼痛处理或表达延迟，导致疼痛行为不典型（Oberlander and Symons，2006）。此外，DNA 分析、神经影像学和定量感觉测试方面的技术创新，提高了对失智遗传学病因以及这些遗传综合征中神经系统和躯体感觉功能的认识（Defrin et al.，2004；Downs et al.，2010；Ferri et al.，1994；Miller et al.，1996；Priano et al.，2009；Price et al.，2007），从而提出了关于疼痛体验的初步假设（De Knegt and Scherder，2011）。然而，照顾者普遍认为失智患者的疼痛阈值高，并倾向于低估或高估患者的疼痛程度（Breau et al.，2003），因此失智患者的疼痛管理常受到阻碍（Beacroft and Dodd，2010）。这一现状十分令人担忧，因为照顾者在失智患者的疼痛评估中起着至关重要的作用（Findlay et al.，2015），47% 的医护人员对失智患者的疼痛管理依赖于照顾者的疼痛报告（Walsh et al.，2011）。

由于恰当的疼痛管理与患者的生活质量具有临床相关性，因此，本章针对老年人讨论了失智人群疼痛的多个方面。

6.2　失智老年人疼痛概述

在过去的几十年，失智人群的预期寿命增加（Patja et al., 2000），其中在美国平均为60.5岁（Lauer and McCallion, 2015），这取决于遗传病因（Coppus, 2013）和失智程度等因素（Bittles et al., 2002）。由于先天易感性，失智患者患疼痛性身体疾病（如肌肉骨骼疾病）的风险随着年龄的增长而增加（Evenhuis et al., 2001；De Knegt and Scherder, 2011），这类身体疾病十分常见（van Schrojenstein Lantman-De Valk et al., 2000），例如胃食管反流病（Böhmer et al., 2000）和口腔疾病（Hennequin et al., 1999）等。因此，失智人群也经常面临疼痛或不舒服的情况，如手术时（Krigger, 2006）或从轮椅转移到床上时（Van der Putten and Vlaskamp, 2011）。13%～15%的失智患者会出现慢性疼痛（McGuire et al., 2010；Walsh et al., 2011），对患者的生活质量产生负面影响（Walsh et al., 2011）。然而，由于认知功能下降和痴呆（Herr et al., 2011），衰老可能会进一步影响患者理解和表达疼痛的能力。考虑到上述级联效应，解决失智老年人的疼痛问题非常重要。

6.3　失智老年人的疼痛挑战

失智老年人的疼痛管理面临着挑战，这些挑战体现在一般老年人和失智老年人的护理中（图6.1）。很多书中描述了一般老年人护理所面临的挑战，包括多种慢性疾病、多重用药、镇痛药代谢较慢和认知障碍（Reid et al., 2011）。失智老年人护理也面临着类似的挑战（Oberlander and Symons, 2006），如多种慢性疾病（Hermans and Evenhuis, 2014），但同时还面临着其他额外的挑战。先天性身体异常或源于遗传综合征，常导致一些特定疾病，例如肌肉骨骼疾病（De Knegt and Scherder, 2011）；或源于中枢神经系统损伤，常导致痉挛性脑瘫等疾病（Schwartz et al., 1999）。由于失智患者存在认知障碍和沟通困难，疼痛诊断困难是失智老年人普遍存在的问题，而疼痛期间的非典型疼痛反应和无疼痛时的疼痛反应进一步加大了疼痛诊断的困难（Defrin et al., 2006）。疼痛反应取决于失智水平、学习行为和与心理年龄有关的应对方式（De Knegt et al., 2013）。

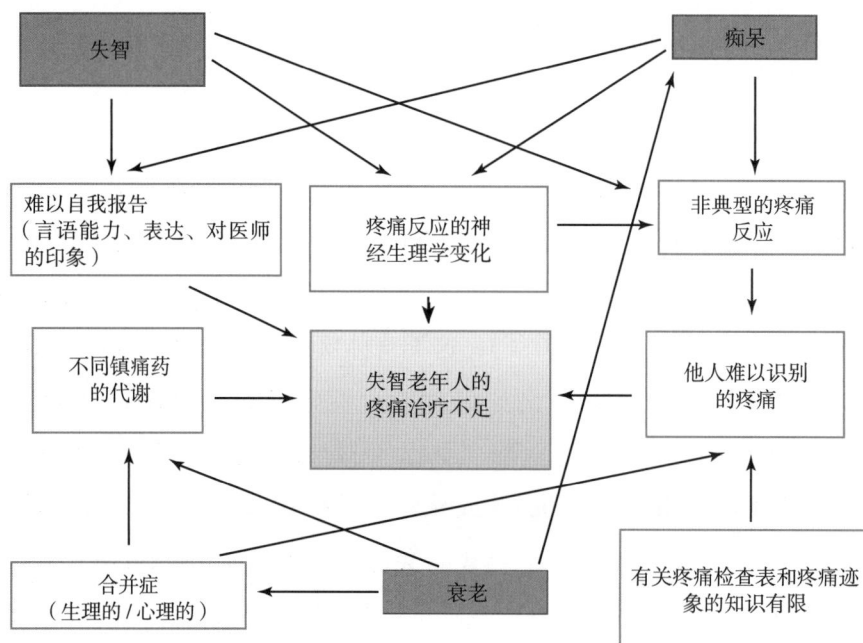

图 6.1　导致失智老年人疼痛治疗不足的可能因素［引自 Oberlander and Symons（2006）］

在这一人群中观察到（Sinnema et al.，2013）并证实了（Priano et al.，2009）患者的疼痛阈值很高，这可能导致患者损伤（Sinnema et al.，2013），甚至可能导致死亡（Jancar and Speller，1994）。疼痛阈值可能会随着疼痛反应的延迟而增高（Defrin et al.，2004）。失智患者是否有不同的疼痛体验仍然是一个有争议的问题，一些专家强调失智患者神经生理学异常（De Knegt and Scherder，2011；McGuire and Defrin，2015），而另一些专家强调我们无法准确识别失智患者的疼痛表达（Beacroft and Dodd，2010；Kerr et al.，2006）。

专门针对失智老年人疼痛管理的文献很少。有 4 篇综述表明了这一主题的复杂性，尤其涉及痴呆或姑息治疗时（Canning et al.，2012；Courtenay et al.，2010；McCallion and McCarron，2004）。医院等医疗机构的工作人员将受益于有关失智患者疼痛评估的教育，能够更好地满足患者需求并防止"诊断掩盖"（即，将身体疾病或精神疾病的症状错误地归因于患者的失智）（Ali and Hassiotis，2008；Canning et al.，2012）。当患有痴呆的失智老年人夜间因疼痛而醒来时，也会出现这种诊断错误，进而导致疼痛治疗不足（Courtenay et al.，2010）。为失智患者提供护理的工作人员需要了解这一人群的衰老和痴呆知识（Canning et al.，2012），以改善对疼痛的识别、评估和治疗（Courtenay et al.，2010；McCallion and

McCarron，2004）。如果患者处于疾病终末期或痴呆晚期，照顾者应寻求与姑息治疗中心合作，为认知障碍患者提供舒适的专业护理（Canning et al.，2012）。然而，由于失智患者沟通困难，需要一种特殊的沟通方法，例如使用具体的时间参照物（例如太阳的起落、月亮的圆缺、四季的更替）和提出开放性的问题（用"是"或"否"来回答的问题），以促进更有效的交流（Tuffrey-Wijne and McEnhill，2008）。

6.4　失智老年人的疼痛行为

疼痛行为评估是失智患者疼痛诊断中的一个重要环节（De Knegt et al.，2013），其重要性随着患者年龄增长而增加，原因有三：①疼痛风险增加（Hermans and Evenhuis，2014）；②认知和沟通能力下降（Sheehan et al.，2014）；③疼痛阈值以及疼痛抑制能力可能下降（Paladini et al.，2015）。照顾者可以通过多种行为来识别失智患者的疼痛（Zwakhalen et al.，2004），其中声音反应、情绪反应、面部表情、肢体语言、保护性反应和生理反应的特定组合对不同年龄和不同失智水平的成人的疼痛具有较高的敏感度（Lotan et al.，2010）。尽管如此，个体差异仍然存在（De Knegt et al.，2013），非典型疼痛反应，如自残行为，可能导致照顾者误认为是"攻击性行为"和高疼痛阈值（Beacroft and Dodd，2010）。

6.5　失智老年人疼痛评估工具

6.5.1　标准化疼痛评估

标准化疼痛评估的优点是使用心理测量工具对疼痛进行量化，其评分可用于临床决策。正如本书第3章所述，疼痛行为检查表和自我报告疼痛量表是专门为一般老年人开发的。由于这些工具尚未在失智人群中进行验证，因此无法确定其心理测量特性是否可以泛化。在进一步研究之前，临床医师应该意识到，使用这些测量工具可能会遗漏患者的疼痛行为，并可能无法正确理解患者自我报告的疼痛。检查表（例如，沟通障碍成人疼痛检查表）（Lotan et al.，2009）和自我报告疼痛量表（例如，金字塔疼痛量表）（McGuire and Defrin，2015）也是专门为失智患者开发的。由于认知障碍、衰老、痴呆、多重用药和共病等因素，疼痛行为和自我报告能力可能会随着年龄增长而改变。如果从成年开始便经常使用这些工具，那么这些变化就能够被及时记录下来。

6.5.2　个体化疼痛评估

即使目前已经有经过充分验证的老年失智患者标准化疼痛评估工具，也仍然需要采取个体化的方法。许多专家认为，对于高度异质性的失智人群，在疼痛管理方面需要个体化的方法（Doody and Bailey，2017a；Solodiuk et al.，2010；Weissman-Fogel et al.，2015）。疼痛的观察和评分应基于（疼痛）既往史、医疗状况、心理因素以及社会环境因素等来评估每个个体。特别是对于照护中心的医护人员，我们建议他们与患者、照顾者和家庭成员合作，建立个体疼痛档案。该档案是所有与疼痛有关的特征的简图，包括在潜在疼痛情况下的反应、可能的疼痛治疗以及对自我报告疼痛量表的理解。认识到个体疼痛最敏感的综合表达方式，对于早期发现和启动疼痛诊断至关重要。家庭成员和照顾者在有效沟通中起着关键作用（Tuffrey-Wijne and McEnhill，2008）。个体疼痛档案是一份"活文件"，与支持计划密切相关，应嵌入患者电子档案中，并随时间进行更新。

6.6　失智老年人疼痛治疗

虽然失智人群异质性较大，且疼痛研究是一个比较新的领域，但目前已经发表了一些关于该人群疼痛治疗的优秀综述，且被引用到本节中（Doody and Bailey，2017b；Oberlander and Symons，2006）。通过观察疼痛行为和（或）使用疼痛评估工具进行综合评估并识别疼痛后，需要进行医学检查以便对疼痛的原因进行诊断和治疗。如果在医学检查中不能找到潜在的疼痛原因，则建议对症治疗，并通过观察治疗结束后症状是否复发来判断治疗对疼痛行为的影响。

特别是对于情况复杂的失智群体，在治疗前制订一个有据可查的疼痛管理计划至关重要，在这个计划中家庭成员和失智患者都应参与其中，从"整体疼痛概念"（即考虑影响疼痛体验的生理、心理、社会和精神因素）出发，同时考虑到合并症以及社会心理状况。正如本章前面所述，老龄背景下需要将失智患者的疼痛治疗范围扩大到姑息治疗的相关领域。疼痛管理计划包括药物和非药物干预，并分别对其治疗效果进行评估。由于共病（例如，癫痫、胃肠道反流、感染等）导致多重用药，失智患者存在镇痛药与其他药物相互作用导致镇痛失败的风险。镇痛失败可能由以下原因引起：①镇痛药种类或镇痛药剂量选择错误；②药物代谢遗传因素；③使用的几种药物作用机制相同；④失智患者神经系统异常。神经病变或炎症机制会加重疼痛。建议根据疼痛的类型和严重程度、药物相互作用、期望结果（例如，抗痉挛药可以缓解疼痛，但同时会降低肌肉力量）等来选择镇痛药。

在处理实施医疗程序所导致的急性疼痛时，建议为失智患者联合应用局麻药与镇静药，或通过镇痛药和非药物干预来缓解疼痛。对于慢性疼痛，可按照WHO的阶梯镇痛给药原则按时给药，必要时辅以抗癫痫药、三环类抗抑郁药，或局部应用辣椒素。失智患者非药物干预措施包括物理治疗、按摩、使用软垫、改变坐姿、热敷或冷敷。疼痛治疗的效果可以通过自我报告来评估，而疼痛行为检查表则适用于失智患者，可由了解失智患者行为特征的照顾者进行评估。对于医护人员和照顾者来说，在失智患者的生活场所中挂出一张清单，说明同时使用几种药物时的具体反应和药物相互作用，是非常有意义的。

6.7 总结

本章对失智老年人疼痛评估和疼痛治疗中面临的挑战进行了全面阐述。在这一亚群中，对医学、药理学、认知和沟通等因素之间的复杂相互作用，还需要更多的科学研究、文献回顾和个案临床回顾，以进行更详细的分析，这不在本章的范围内。然而，重要的主题已经明确，包括：衰老对先天易感性疼痛性疾病的影响；失智老年人因认知障碍而自我报告困难；姑息治疗的重要性；镇痛失败的原因。护士应该意识到照顾者对疼痛体验可能存在的误解，这些误解可能源于患者受失智水平、习得行为和应对方式影响的非典型疼痛行为。因此，建议护士通过个体病史、合并症和应对能力的整体视角来审视老年失智患者的疼痛管理，并将其记录在个人疼痛档案和疼痛管理计划中。虽然这种方法仍然存在困难，但其能够促进个体化的评估和治疗。如果对个体有效，也可以将其纳入标准化疼痛评估工具。总之，失智患者的疼痛管理正从个体化医疗向多方位发展，但老龄化为失智患者的疼痛管理带来了新的挑战，需要纳入护理的视角。

参考文献

1. Ali A, Hassiotis A. Illness in people with intellectual disabilities is common, underdiagnosed, and poorly managed. BMJ. 2008; 336: 570-1. https: //doi.org/10.1136/bmj.39506.386759.80.

2. American Psychiatric Association (APA). Diagnostic and statistical manual of mental disorders. 5th ed. Arlington: American Psychiatric Association; 2013.

3. Beacroft M, Dodd K. Pain in people with learning disabilities in residential settings – the need for change. Br J Learn Disabil. 2010; 38: 201-9.

4. Biersdorff KK. Incidence of significantly altered pain experience among individuals with develop mental disabilities. Am J Ment Retard. 1994; 98: 619-31.

5. Bittles AH, Petterson BA, Sullivan SG, Hussain R, Glasson EJ, Montgomery PD. The influence of intellectual disability on life expectancy. J Gerontol Med Sci. 2002; 57A: 470-2.

6. Böhmer CJM, Klinkenberg-Knol EC, Niezen-de Boer MC, Meuwissen SGM. Gastroesophageal reflux disease in intellectually disabled individuals: how often, how serious, how manageable? Am J Gastroenterol. 2000; 95: 1868-72.

7. Breau LM, MacLaren J, McGrath PJ, Camfield CS, Finley GA. Caregivers' beliefs regarding pain in children with cognitive impairment: relation between pain sensation and reaction increases with severity of impairment. Clin J Pain. 2003; 19: 335-44.

8. Buffum MD, Hutt E, Chang VT, Craine MH, Snow AL. Cognitive impairment and pain manage ment: review of issues and challenges. J Rehabil Res Dev. 2007; 44: 315. https: //doi.org/10.1682/ JRRD.2006.06.0064.

9. Canning J, Bandyopadhyay S, Biswas P, Aslund M. Meeting the end of life needs of older adults with intellectual disabilities. In: Chang PE, editor. Contemporary and innovative practice in palliative care. Rijeka: InTech Published; 2012. p. 255-70.

10. Coppus AMW. People with intellectual disability: what do we know about adulthood and life expectancy? Dev Disabil Res Rev. 2013; 18: 6-16. https://doi.org/10.1002/ddrr.1123. Courtenay K, Jokinen NS, Strydom A. Caregiving and adults with intellectual disabilities affected by dementia. J Policy Pract Intellect Disabil. 2010; 7: 26-33.

11. De Knegt NC, Pieper MJC, Lobbezoo F, Schuengel C, Evenhuis HM, Passchier J, et al. Behavioral pain indicators in people with intellectual disabilities: a systematic review. J Pain. 2013; 14: 885- 96. https://doi.org/10.1016/j.jpain.2013.04.016.

12. Defrin R, Pick CG, Peretz C, Carmeli E. A quantitative somatosensory testing of pain thresh-old in individuals with mental retardation. Pain. 2004; 108: 58-66. https: //doi.org/10.1016/j.

pain.2003.12.003.

13. Defrin R, Lotan M, Pick CG. The evaluation of acute pain in individuals with cognitive impair ment: a differential effect of the level of impairment. Pain. 2006; 124: 312-20. https: // doi. org/10.1016/j.pain.2006.04.031.

14. Devarakonda KM, Lowthian D, Raghavendra T. A case of Rett syndrome with reduced pain sensi tivity. Pediatr Anesth. 2009; 19: 625-7. https: //doi.org/10.1111/j.1460-9592.2009.03018.x.

15. Doody O, Bailey ME. Interventions in pain management for persons with an intellectual disability. J Intellect Disabil. 2017a: 174462951770867. https: //doi. org/10.1177/1744629517708679.

16. Doody O, Bailey ME. Pain and pain assessment in people with intellectual disability: issues and challenges in practice. Br J Learn Disabil. 2017b; 45: 157-65. https: //doi.org/10.1111/ bld.12189.

17. Downs J, Géranton SM, Bebbington A, Jacoby P, Bahi-Buisson N, Ravine D, et al. Linking MECP2 and pain sensitivity: the example of Rett syndrome. Am J Med Genet Part A. 2010; 152A: 1197- 205. https: //doi.org/10.1002/ajmg.a.33314.

18. Evenhuis H, Henderson CM, Beange H, Lennox N, Chicoine B. Healthy aging - adults with intel lectual disabilities: physical health issues. J Appl Res Intellect Disabil. 2001; 14: 175-94.

19. Ferri R, Musumeci SA, Elia M, Del Gracco S, Scuderi C, Bergonzi P. BIT-mapped somatosensory evoked potentials in the fragile X syndrome. Neurophysiol Clin. 1994; 24: 413-26.

20. Findlay L, Williams ACDC, Baum S, Scior K. Caregiver experiences of supporting adults with intellectual disabilities in pain. J Appl Res Intellect Disabil. 2015; 28: 111-20.

21. Hennequin M, Faulks D, Veyrune J-L, Bourdiol P. Significance of oral health in persons with Down syndrome: a literature review. Dev Med Child Neurol. 1999; 41: 275-83.

22. Hermans H, Evenhuis HM. Multimorbidity in older adults with intellectual disabilities. Res Dev Disabil. 2014; 35: 776-83. https: //doi.org/10.1016/j.ridd.2014.01.022.

23. Herr K, Coyne PJ, McCaffery M, Manworren R, Merkel S. Pain assessment in the patient unable to self-report: position statement with clinical practice recommendations. Pain Manag Nurs. 2011; 12: 230-50. https: //doi.org/10.1016/j.pmn.2011.10.002.

24. Jancar J, Speller CJ. Fatal intestinal obstruction in the mentally handicapped. J Intellect Disabil Res. 1994; 38: 413-22.

25. Kerr D, Cunningham C, Wilkinson H. Responding to the pain experiences of people with a learn ing difficulty and dementia. New York: Joseph Rowntree Foundation; 2006.

26. De Knegt NC, Scherder EJA. Pain in adults with intellectual disabilities. Pain. 2011; 152: 971-4. https: //doi.org/10.1016/j.pain.2010.11.001.

27. Krigger KW. Cerebral palsy: an overview. Am Fam Physician. 2006; 73 (1) : 91-100.

28. Lauer E, McCallion P. Mortality of people with intellectual and developmental disabilities from select US state disability service systems and medical claims data. J Appl Res Intellect Disabil. 2015; 28: 394-405.

29. Lotan M, Moe-nilssen R, Ljunggren AE, Strand LI. Reliability of the non-communicating adult pain checklist (NCAPC) , assessed by different groups of health workers. Res Dev

Disabil. 2009; 30: 735-45.

30. Lotan M, Moe-Nilssen R, Ljunggren AE, Strand LI. Research in developmental disabilities mea surement properties of the non-communicating adult pain checklist (NCAPC) : a pain scale for adults with intellectual and developmental disabilities, scored in a clinical setting. Res Dev Disabil. 2010; 31: 367-75.

31. McCallion P, McCarron M. Ageing and intellectual disabilities: a review of recent literature. Curr Opin Psychiatry. 2004; 17: 349-52. https: //doi.org/10.1097/01. yco.0000139968.14695.95.

32. McGuire BE, Defrin R. Pain perception in people with Down syndrome: a synthesis of clini-cal and experimental research. Front Behav Neurosci. 2015; 9: 1-8. https: //doi.org/10.3389/ fnbeh.2015.00194.

33. McGuire B, Daly P, Smyth F. Chronic pain in people with an intellectual disability: under recognised and under-treated? J Intellect Disabil Res. 2010; 54: 240-5. https: //doi. org/10.1111/j.1365-2788.2010.01254.x.

34. Miller L, Angulo M, Price D. MR of the pituitary in patients with Prader-Willi syndrome: size determination and imaging findings. Pediatr Radiol. 1996; 26: 43-7.

35. Oberlander T, Symons F. Pain in children & adults with developmental disabilities. Baltimore: Paul H. Brooks Publishing Co; 2006.

36. Paladini A, Fusco M, Coaccioli S, Skaper SD, Varrassi G. Chronic pain in the elderly: the case for new therapeutic strategies. Pain Physician. 2015; 18: E863-76.

37. Patja K, Iivanainen M, Vesala H, Oksanen H, Ruoppila I. Life expectancy of people with intellec tual disability: a 35-year follow-up study. J Intellect Disabil Res. 2000; 44: 591-9.

38. Priano L, Miscio G, Grugni G, Milano E, Baudo S, Sellitti L, et al. On the origin of sensory impair ment and altered pain perception in Prader-Willi syndrome: a neurophysiological study. Eur J Pain. 2009; 13: 829-35. https: //doi.org/10.1016/j.ejpain.2008.09.011.

39. Price T, Rashid M, Millecamps M, Sanoja R, Entrena J, Cervero F. Decreased nociceptive sen sitization in mice lacking the fragile X mental retardation protein. J Neurosci. 2007; 27 (51) : 13958-67.

40. Reid MC, Bennett DA, Chen WG, Eldadah BA, Farrar JT, Ferrell B, et al. Improving the phar macologic management of pain in older adults: identifying the research. Pain. 2011; 12 (9) : 1336-57.

41. Schwartz L, Engel JM, Jensen MP. Pain in persons with cerebral palsy. Arch Phys Med Rehabil. 1999; 80: 1243-6.

42. Sheehan R, Ali A, Hassiotis A. Dementia in intellectual disability. Curr Opin Psychiatry. 2014; 27: 143-8. https: //doi.org/10.1097/YCO.0000000000000032.

43. Sinnema M, Maaskant MA, van Schrojenstein Lantman-de Valk HMJ, Boer H, Curfs LMG, Schrander-Stumpel CTRM. The use of medical care and the prevalence of serious illness in an adult Prader-Willi syndrome cohort. Eur J Med Genet. 2013; 56: 397-403. https: //doi. org/10.1016/j.ejmg.2013.05.011.

44. Solodiuk JC, Scott-Sutherland J, Meyers M, Myette B, Shusterman C, Karian VE, et al. Validation of the Individualized Numeric Rating Scale (INRS) : a pain assessment tool for nonverbal children with intellectual disability. Pain. 2010; 150: 231-6. https: //doi.

org/10.1016/j.pain.2010.03.016.

45. Symons FJ, Shinde SK, Gilles E. Perspectives on pain and intellectual disability. J Intellect Disabil Res. 2008; 52: 275-86. https: //doi.org/10.1111/j.1365-2788.2007.01037.x.

46. Tuffrey-Wijne I, McEnhill L. Communication difficulties and intellectual disability in end-of-life care. Int J Palliat Nurs. 2008; 14: 189-95.

47. Van der Putten A, Vlaskamp C. Pain assessment in people with profound intellectual and multiple disabilities; a pilot study into the use of the Pain Behaviour Checklist in everyday practice. Res Dev Disabil. 2011; 32: 1677-84. https: //doi.org/10.1016/j.ridd.2011.02.020.

48. van Schrojenstein Lantman-De Valk HM, Metsemakers JF, Haveman MJ, Crebolder HF. Health problems in people with intellectual disability in general practice: a comparative study. Fam Pract. 2000; 17: 405-7.

49. Walsh M, Morrison TG, McGuire BE. Chronic pain in adults with an intellectual disability: preva lence, impact, and health service use based on caregiver report. Pain. 2011; 152: 1951-7. https: // doi.org/10.1016/j.pain.2011.02.031.

50. Weissman-Fogel I, Roth A, Natan-Raav K, Lotan M. Pain experience of adults with intellectual disabilities - caregiver reports. J Intellect Disabil Res. 2015; 59 (10) : 914-24. https: //doi.org/10.1111/jir.12194.

51. Zwakhalen SMG, Van Dongen KAJ, Hamers JPH, Abu-Saad HH. Pain assessment in intellectually disabled people: non-verbal indicators. J Adv Nurs. 2004; 45: 236-45.

危重老年患者疼痛管理

7

Marie-Madlen Jeitziner, Béatrice Jenni-Moser, Thekla Brunkert, and Franziska Zúñiga

摘　要

　　疼痛是在重症监护室（ICU）接受治疗的患者的常见症状，对老年患者来说尤其令人痛苦。据报道，在 ICU 接受治疗的患者中，超过一半的患者报告有疼痛，而在所有内科和外科 ICU 患者中，高达 75% 的患者报告他们的疼痛强度为中度至重度。外在因素（如医疗和护理治疗）和内在因素（如潜在疾病）是疼痛的重要原因。本章重点关注危重老年患者的疼痛，强调疼痛治疗需要跨学科合作，包括护士、医师和其他参与 ICU 患者治疗的医疗保健专业人员。整个组织或机构必须确保建立跨学科的疼痛管理，以便充分治疗疼痛。文献建议使用数字评定量表（NRS）进行疼痛自我评估，或利用行为观察量表为无法口头表达的患者进行疼

M.-M. Jeitziner（✉）· B. Jenni-Moser
Department of Intensive Care Medicine，University Hospital Bern（Inselspital），
University of Bern，Bern，Switzerland
e-mail：Marie-Madlen.Jeitziner@insel.ch；Beatrice.Jenni@insel.ch

T. Brunkert · F. Zúñiga
Department Public Health，PT Institute of Nursing Science，Basel University，
Basel，Switzerland
e-mail：thekla.brunkert@unibas.ch；franziska.zuniga@unibas.ch

© Springer International Publishing AG，part of Springer Nature 2018
G. Pickering et al.（eds.），Pain Management in Older Adults，Perspectives in Nursing
Management and Care for Older Adults，https：//doi.org/10.1007/978-3-319-71694-7_7

痛评估。在疼痛和镇痛管理方面，以患者为导向的个体化治疗被证明可有效减轻疼痛。药物和非药物治疗可帮助老年患者减轻疼痛。

7.1　概述

在 ICU 中，老年患者（75 岁以上）的数量正在增加（Guidet et al., 2017）。老年患者在 ICU 接受治疗的主要原因包括慢性疾病恶化、新的灾难性健康问题、外伤、计划外或计划中的外科手术、临终等。老年患者虽然是一个异质性极强的群体，但有 3 个共同的关键特征：①由于衰老，生理储备有限；②多种合并症往往使他们处于脆弱状态；③ ICU 老年患者患慢性危重病的风险增加（Nelson et al., 2010）。慢性危重疾病可能与严重衰弱、长期住院或永久依赖机械通气和（或）其他维持生命的技术有关。此外，慢性危重疾病与疼痛等长期痛苦的症状有关，需要长期的治疗和护理。对老年患者来说，衰弱也是一个问题。衰弱和衰老不是同义词，但以身体和认知储备丧失为特征的衰弱已经被证明与衰老过程密切相关。衰弱与较高的死亡率、失能、认知障碍和较低的生活质量有关（Muscedere et al., 2017）。然而，医学、护理和医疗保健技术的进步使更多的老年患者能够在危及生命的疾病中存活。更重要的是，在 ICU 住院后，老年患者可能变得更加脆弱。

ICU 治疗的主要目标是维持、稳定和改善危重患者的健康状况。在 ICU 接受治疗，加上需要入住 ICU 的潜在医疗状况，往往伴随着疼痛和其他不愉快的经历。据报道，在 ICU 接受治疗的患者中，超过一半的患者报告有疼痛（Gélinas, 2007；Puntillo et al., 2014），而在所有内科和外科 ICU 患者中，高达 75% 的患者报告他们的疼痛强度为中度至重度（Gélinas, 2007）。对内科和外科危重患者来说，疼痛可能是持续的，甚至在休息时也会出现，疼痛主要来自手术、创伤、癌症等的常规护理，以及各种其他医疗程序。ICU 住院期间疼痛引起的问题包括脱机时间延迟、对循环系统造成不利影响、活动受限和伤口愈合受损。这些问题也可能表现为心理症状，例如焦虑、睡眠障碍和抑郁。除了疼痛治疗不充分导致的并发症外，还存在用药过量的风险。两者都可能导致住院时间延长和通气天数延长，从而导致死亡率上升，并增加治疗费用。

老年患者的疼痛通常是由急性、严重或慢性疾病等潜在疾病引起的。也可能有外源性疼痛，如手术疼痛［主要由医疗和护理干预（如翻身、中心静脉导管插入、伤口护理、吸痰等）引起］。这些痛苦的经历可能会被 ICU 环境（其特征是噪声、频繁暴露在光线下以及过度刺激或刺激不足）放大。

在过去的几十年，对 ICU 疼痛的研究越来越多，并提出了关于"ICU 后负担"的问题（Jeitziner et al., 2015a, b）。最近的证据表明，ICU 患者出院后疼痛可能持续存在，50% 的患者会出现慢性疼痛（Battle et al., 2013）。Puntillo 等（2016）的研究表明，一些患者在 ICU 住院期间经历了疼痛，尽管很少有人能够具体评估与干预相关的疼痛。对那些人来说，回忆的疼痛强度和疼痛评分明显高于在 ICU 住院期间报告的疼痛强度，这就引发了一个问题，即疼痛强度是否在疼痛记忆中增加，或者 ICU 中的患者是否没有准确报告疼痛强度。在医疗和护理治疗期间暴露于剧烈疼痛和压力中可能是导致从急性疼痛过渡到慢性疼痛的危险因素。慢性疼痛是神经疼痛系统严重受损的信号（Kyranou and Puntillo, 2012）。败血症、急性呼吸窘迫综合征、未缓解的疼痛和高龄是向慢性疼痛过渡的危险因素（Kyranou and Puntillo, 2012）。慢性疼痛可以通过在早期适当治疗急性疼痛来预防。疼痛治疗不充分被认为是 ICU 后综合征的危险因素，ICU 后综合征包括危重疾病后新发或加重的生理、认知或心理健康的损害，超出了急症住院治疗的范围。内科和外科 ICU 患者回忆起在 ICU 期间亲身经历的疼痛和其他创伤情况之后，慢性疼痛和创伤后应激障碍综合征的发生率更高。

7.2 疼痛评估

自我评估是最有效和最可靠的疼痛评估方法（Barr et al., 2013）。有效的疼痛评估是充分疼痛管理的基础。目前的实践指南指出，在整个 ICU 住院期间，患者的疼痛评估具有挑战性（Barr et al., 2013；Baron et al., 2015）。ICU 患者是一个特别脆弱的群体，由于病情严重、沟通能力有限、机械通气以及镇静或镇痛水平，他们有可能持续经历无法识别的疼痛（Barr et al., 2013）。

由于视力、听力和认知会随着年龄增长而发生变化，老年患者面临着额外的挑战。记忆力、注意力和专注力问题，以及相当于轻度痴呆的神经心理缺陷，影响了大多数老年患者（Wehler, 2011）。此外，老年患者往往会忽视他们的某些症状，这可能是因为他们认为自己的某些症状是正常的衰老迹象。

疼痛维度提供了有关疼痛的位置、强度、性质和持续时间的信息。此外，疼痛维度还显示了疼痛随时间变化的过程、加重和舒缓因素，以及疼痛对日常生活的影响和意义。由于患者的沟通能力有限，疼痛强度这一维度在 ICU 中尤为重要。疼痛的其余维度，如位置、性质和持续时间，虽然不是急性期治疗的重点，但也应尽快评估。

通过评估疼痛维度所获得的见解可以提供重要信息（例如，有关疼痛导致功能受限的信息），这些信息可能对身心恢复产生重大影响。此外，这些信息还可以引出处理疼痛的偏好和经验。这种评估方法很可能只适用于那些能够口头表达的老年患者，或者患者家人能够深入了解患者疼痛经历的情况。然而，当家庭成员病情危重时，向亲属询问患者的疼痛史可能会有问题。研究发现，特别是老年患者的亲属，他们描述患者症状和生活状况的能力不如患者本人。然而，由亲属和亲密朋友进行的观察可以帮助评估疼痛变化并提供有价值的信息。由护士和医师进行的疼痛评估同样重要。尤其是护士，由于他们不断出现在老年患者的床边，因此疼痛评估是护士的重要职责。作为老年患者的主要护理人员，他们的任务是识别和观察疼痛过程，以及观察患者对镇痛药和非药物干预的反应，并采取相应的措施。

实践指南建议使用单维自我报告量表，例如数字评定量表（NRS）来评估危重患者的急性疼痛（Barr et al., 2013）。Chanques 等（2010）比较了 5 种自我报告疼痛强度量表的性能。结果表明 NRS 是评估 ICU 疼痛强度最有效和可行的方法。口述评定量表（VRS）可通过描述疼痛的强度等级（例如，从"无痛"到"可以想象的最强烈的疼痛"）来提供有用的信息。临床经验表明，大多数老年患者需要尝试两种或三种不同的疼痛评估量表来评估他们的疼痛。重要的是，在使用过程中要对量表进行调整，以解决使用中出现的问题，例如字体太小、不容易阅读等。应用这些单维量表时应根据需要定期评估疼痛强度，无论是在静息时还是在咳嗽或翻身等活动中。此外，很重要的一点是，量表应简便、快捷且易于学习，尤其是对于 ICU 中的老年患者。

无法使用 NRS 或 VRS 的老年患者，如果能够发出明确的"是"或"否"的信号，应该能够回答有关疼痛的直接问题。在这种情况下，建议建立一个可靠的"是"或"否"疼痛评估系统。如果无法进行自我报告，则可以使用行为观察量表。行为疼痛量表（BPS scale）和重症监护疼痛观察工具（CPOT）被认为是最有效和最可靠的（Payen et al., 2001；Gélinas and Johnston, 2007），特别是当这些量表由接受过培训的医护人员定期使用时。BPS scale 根据面部表情、上肢运动、肌肉紧张和机械通气依从性来评估疼痛。行为疼痛量表——未插管（BPS-NI）可用于未接受有创通气的无意识或不合作患者。在这种情况下，不是评估机械通气的依从性，而是评估与疼痛相关的声音。此外，CPOT 还可以对无创通气患者进行评估。使用 CPOT 和 BPS scale 的前提条件是，患者的运动和活动能力是存在的，他们的行为可以被观察到。对老年患者来说，这一点尤其值得关注，因为他们的病情严重，可能没有足够的体力来长时间对疼痛做出反应。晚期老年痴呆疼痛评估量表（PAINAD）可以利用熟悉患者的人来评估痴呆患者的疼痛。该量表包括可观察到的与疼痛相关的行为：呼吸、负面的声音表达、面部表情、肢体语言和可安抚程度。此量表能够对病情进行标准化描述，为疼痛治疗的决策提供依据，并且有助于评估治疗效果。上述疼痛量表主要提供有关急性疼痛的信息。这些量表未考虑疼痛的其他方面，包括慢性疼痛（其行为表现模式可能完全不同，并且经常与急性疼痛同时影响老年患者）。疼痛评估量表无法区分急性和慢性疼痛，这两种疼痛的症状表现不同。良好的疼痛史评估有助于积极处理这个问题。

在临床实践中，护士和医师也可以使用交感神经系统反应作为疼痛指标，包括血压和脉搏的变化、瞳孔反应和出汗等。然而，我们应该意识到，老年患者生命体征的变化并不总是具有疼痛特异性，应将其作为线索，以便使用有效和可靠的量表进一步评估疼痛（Payen et al., 2001；Gélinas and Johnston, 2007）。

为了以不同的方式解释疼痛的不同方面，文献建议考虑相关背景因素，例如：接受的疼痛干预、特定的医疗诊断、谵妄、镇静深度和疾病的严重程度等（Barr et al., 2013；Baron et al., 2015）。对 ICU 患者来说，通常很难将疼痛与焦虑、烦躁、口渴甚至呼吸困难区分开来。对这些共同症状进行有针对性的评估和管理对于减轻老年患者的 ICU 负担至关重要。

7.3 疼痛管理

现代重症医学的目标是以患者为中心，制订个体化的治疗方案。充分的疼痛治疗需要对个体疼痛情况进行常规评估，并制订镇痛目标。该目标应尽可能考虑患者的偏好和经历、疼痛的原因以及 ICU 住院期间药物和非药物治疗的评估。文献建议，至少在每班（通常间隔 8 小时）和每次更换治疗方法时记录治疗目标及疼痛治疗量（Barr et al., 2013；Baron et al., 2015）。在术后阶段，建议缩短记录间隔时间。此外，镇痛管理还包括对恶心、呕吐和便秘等副作用的标准化记录。使用有效的量表，如 NRS 或行为观察量表（BPS scale、CPOT），对于避免药物过量和剂量不足至关重要。

理想情况下，为了让患者积极参与疼痛治疗，应该让患者保持清醒，并且没有疼痛、焦虑和谵妄（Baron et al., 2015；Vincent et al., 2016）。了解疼痛表现相关性的老年患者往往可以在避免其疼痛进展方面产生积极影响。

谵妄可能对老年患者构成威胁。老年患者是发生谵妄风险最高的群体之一。谵妄对 ICU 患者的恢复和治疗结局具有重大影响。谵妄、躁动的患者经常遭受疼痛，但由于其谵妄状态，经常被（过度）镇静。镇静可以改变可能与疼痛相关的反应；因此，为了提供安全有效的疼痛管理，必须考虑镇静水平。为了确定镇静深度，可以使用特定的量表。Richmond 躁动镇静评分（RASS）目前可用于监测镇静深度（Barr et al., 2013）。应尽可能避免深度镇静，因为它会延长通气时间、延长 ICU 住院时间、增加死亡率（Barr et al., 2013）。目前的治疗策略旨在通过以患者为中心的护理来提高患者的舒适度，而不是过度的镇静。eCASH 理念强调"使用镇痛、最小化镇静和最大化人文关怀实现早期舒适化"，可以确保这些策略在临床实践中得到实施。因此，有效缓解疼痛是实施有限镇静策略的首要任务。让家人和朋友参与照顾患者也对减少镇静剂的使用有重大影响（Vincent et al., 2016）。

世界范围内的 ICU 正在实施基于证据的"集束化护理"（Barr et al., 2013；Morandi et al., 2017）。ABCDEF 集束化护理包是使用最广泛的集束化护理包，它代表：疼痛评估、预防和管理；唤醒和呼吸同步训练，呼吸机撤离试验；镇静剂及镇痛药的选择；谵妄监测和管理；早期活动和锻炼；家庭护理。ABCDEF 集束化护理包包括多学科循证实践，这些实践已经被证明可以改善 ICU 患者结局。集束化护理包包括多种复杂的干预措施，以评估和管理疼痛、焦虑、谵妄（Morandi et al., 2017）。实施集束化护理能够显著改善对 ICU 患者的护理质量。集束化护理将护理重点引导到所有相关的共同症状上，而不仅仅是疼痛。实施过程中指导镇静药、镇痛药、机械通气和避免卧床不动等措施的使用。此外，家属在照顾患者方面也发挥着非常重要的作用。患者熟悉他们的家人并能感受到家人的支持（Morandi et al., 2017）。这些过程是在包括护士、医师和物理治疗师在内的多学科团队密切合作下进行的，确保所有减轻疼痛、焦虑、谵妄和虚弱的干预措施都是专业的。

跨专业管理及评价疼痛是药物和非药物镇痛治疗成功实施的关键因素。尽管文献探讨了各种有效的疼痛治疗药物，但阿片类药物仍然是首选药物。对老年人来说，镇痛药的选择和使用更加复杂，因为代谢和药物消除往往受到许多因素的影响，例如肝肾功能改变。此外，药物的应用方法也是需要考虑的因素之一。理想情况下，老年人应口服、静脉注射或管饲给药。非药物治疗是药物治疗的补充，包括早期活动、呼吸治疗、物理治疗、作业治疗、按摩、改变体位和音乐疗法等。通过考虑患者及其家属的偏好和经验，可以提高干预措施有效率。此外，通过降噪、启动正常的睡眠 - 觉醒节律以及支持患者定向训练来调整治疗环境以减轻压力，也是非常有益处的。在 ICU 高度技术化的环境中，定向训练方法包括让患者尽早使用自己的眼镜和助听器、采用针对性的沟通技巧、利用自然光、人际接触以及提供各种易于阅读及查看的视觉辅助工具（如时钟、日历、电脑、报纸、照片等）（Gélinas et al., 2013）。

管理老年患者的疼痛需要护士和医师具备疼痛管理的相关知识、良好的沟通技巧以及跨专业团队的合作和协调能力。此外，还需要有将最新证据应用于临床实践的意愿，知道老年患者及其家属必须参与其中。尤其是护士，承担着重要责任，要确保疼痛管理计划在整个 ICU 中的一致性。此外，老年患者每天都会接触到大量的、可能导致和（或）缓解疼痛的医疗程序，包括翻身、转移或气管内吸痰等。在启动这些会导致疼痛的干预之前，需要制订针对性的护理计划，包括干预措施和干预时机的选择。为保证这种协调性决策的实施，组织或机构必须支持针对老年患者的跨专业疼痛管理计划。

结　论

ICU 老年患者的疼痛是一个非常重要的问题。这个脆弱的患者群体需要专业的跨学科疼痛管理，以防止疼痛成为 ICU 治疗环境中的额外负担。护理人员在跨学科疼痛管理中发挥着核心作用，因为他们与老年患者及其家属接触的时间最长，非常了解他们。

参考文献

1. Baron R, Binder A, Biniek R, Braune S, Buerkle H, Dall P, Demirakca S, Eckardt R, Eggers V, Eichler I, Fietze I, Freys S, Fründ A, Garten L, Gohrbandt B, Harth I, Hartl W, Heppner HJ, Horter J, Huth R, Janssens U, Jungk C, Kaeuper KM, Kessler P, Kleinschmidt S, Kochanek M, Kumpf M, Meiser A, Mueller A, Orth M, Putensen C, Roth B, Schaefer M, Schaefers R, Schellongowski P, Schindler M, Schmitt R, Scholz J, Schroeder S, Schwarzmann G, Spies C, Stingele R, Tonner P, Trieschmann U, Tryba M, Wappler F, Waydhas C, Weiss B, Weisshaar G. Evidence and consensus based guideline for the management of delirium, analgesia, and sedation in intensive care medicine. Revision 2015 (DAS-Guideline 2015) - short version. Ger Med Sci. 2015; 13: Doc19.

2. Barr J, Fraser GL, Puntillo K, Ely EW, Gélinas C, Dasta JF, Davidson JE, Devlin JW, Kress JP, Joffe AM, Coursin DB, Herr DL, Tung A, Robinson BR, Fontaine DK, Ramsay MA, Riker RR, Sessler CN, Pun B, Skrobik Y, Jaeschke R. Clinical practice guidelines for the management of pain, agitation, and delirium in adult patients in the intensive care unit. Crit Care Med. 2013; 41 (1) : 263-306.

3. Battle CE, Lovett S, Hutchings H. Chronic pain in survivors of critical illness: a retrospective analysis of incidence and risk factors. Crit Care. 2013; 17 (3) : R101.

4. Chanques G, Viel E, Constantin JM, Jung B, de Lattre S, Carr J, Cissé M, Lefrant JY, Jaber S. The measurement of pain in intensive care unit: comparison of 5 self-report intensity scales. Pain. 2010; 151 (3) : 711-21.

5. Gélinas C. Management of pain in cardiac surgery ICU patients. Have we improved over time? Intensive Crit Care Nurs. 2007; 23 (5) : 298-303.

6. Gélinas C, Johnston C. Pain assessment in the critically ill ventilated adult: validation of the critical-care pain observation tool and physiologic indicators. Clin J Pain. 2007; 23 (6) : 497-505.

7. Gélinas C, Arbour C, Michaud C, Robar L, Côté J. Patients and ICU nurses' perspectives of non- pharmacological interventions for pain management. Nurs Crit Care. 2013; 18 (6) : 307-18.

8. Guidet B, Leblanc G, Simon T, Woimant M, Quenot JP, Ganansia O, Maignan M, Yordanov Y, Delerme S, Doumenc B, Fartoukh M, Charestan P, Trognon P, Galichon B, Javaud N, Patzak A, Garrouste-Orgeas M, Thomas C, Azerad S, Pateron D, Boumendil A. Effect of systematic intensive care unit triage on long-term mortality among critically ill elderly patients in France: a randomized clinical trial. JAMA. 2017; 318 (15) : 1450-9.

9. Jeitziner MM, Hamers JP, Bürgin R, Hantikainen V, Zwakhalen SM. Long-term consequences

of pain, anxiety and agitation for critically ill older patients after an intensive care unit stay. J Clin Nurs. 2015a; 24 (17-18) : 2419-28.

10. Jeitziner MM, Zwakhalen SM, Bürgin R, Hantikainen V, Hamers JP. Changes in health-related quality of life in older patients one year after an intensive care unit stay. J Clin Nurs. 2015b; 24 (21-22) : 3107-17.

11. Kyranou M, Puntillo K. The transition from acute to chronic pain: might intensive care unit patients be at risk? Ann Intensive Care. 2012; 2 (1) : 36.

12. Morandi A, Piva S, Ely EW, Myatra SN, Salluh JIF, Amare D, Azoulay E, Bellelli G, Csomos A, Fan E, Fagoni N, Girard TD, Heras La Calle G, Inoue S, Lim CM, Kaps R, Kotfis K, Koh Y, Misango D, Pandharipande PP, Permpikul C, Cheng Tan C, Wang DX, Sharshar T, Shehabi Y, Skrobik Y, Singh JM, Slooter A, Smith M, Tsuruta R, Latronico N. Worldwide Survey of the "assessing pain, both spontaneous awakening and breathing trials, choice of drugs, delirium monitoring/management, early exercise/mobility, and family empowerment" (ABCDEF) bundle. Crit Care Med. 2017; 45 (11) : e1111-22.

13. Muscedere J, Waters B, Varambally A, Bagshaw SM, Boyd JG, Maslove D, Sibley S, Rockwood K. The impact of frailty on intensive care unit outcomes: a systematic review and meta-analysis. Intensive Care Med. 2017; 43 (8) : 1105-22.

14. Nelson JE, Cox CE, Hope AA, Carson SS. Chronic critical illness. Am J Respir Crit Care Med. 2010; 182 (4) : 446-54.

15. Payen JF, Bru O, Bosson JL, Lagrasta A, Novel E, Deschaux I, Lavagne P, Jacquot C. Assessing pain in critically ill sedated patients by using a behavioral pain scale. Crit Care Med. 2001; 29 (12) : 2258-63.

16. Puntillo KA, Max A, Timsit JF, Vignoud L, Chanques G, Robleda G, Roche-Campo F, Mancebo J, Divatia JV, Soares M, Ionescu DC, Grintescu IM, Vasiliu IL, Maggiore SM.

17. Rusinova K, Owczuk R, Egerod I, Papathanassoglou ED, Kyranou M, Joynt GM, Burghi G, Freebairn RC, Ho KM, Kaarlola A, Gerritsen RT, Kesecioglu J, Sulaj MM, Norrenberg M, Benoit DD, Seha MS, Hennein A, Periera FJ, Benbenishty JS, Abroug F, Aquilina A, Monte JR, An Y, Azoulay E. Determinants of procedural pain intensity in the intensive care unit: the European® study. Am J Respir Crit Care Med. 2014; 189 (1) : 39-47.

18. Puntillo KA, Max A, Chaize M, Chanques G, Azoulay E. Patient recollection of ICU procedural pain and post ICU Burden: the memory study. Crit Care Med. 2016; 44 (11) : 1988-95.

19. Vincent JL, Shehabi Y, Walsh TS, Pandharipande PP, Ball JA, Spronk P, Longrois D, Strøm T, Conti G, Funk GC, Badenes R, Mantz J, Spies C, Takala J. Comfort and patient-centred care without excessive sedation: the eCASH concept. Intensive Care Med. 2016; 42 (6) : 962-71.

20. Wehler M. Long-term outcome of elderly patients after intensive care treatment. Med Klin Intensivmed Notfmed. 2011; 106 (1) : 29-33.

护理在老年人疼痛管理中的作用

Abby Wickson-Griffiths, Sharon Kaasalainen, and Laura Pokoradi

8

摘要

随着全球人口持续老龄化，护理从业人员、研究人员和政策制定者必须共同努力，让老年人参与识别和管理他们的健康问题。老年人疼痛有时会被错误地归因于衰老过程（Coker et al.，2010）。老年人可能会经历多种形式的疼痛，常见的包括急性疼痛、慢性（持续性）疼痛、术后疼痛、神经性疼痛和癌性疼痛等（Cavalieri，2005）。老年人疼痛管理面临的主要挑战是药物治疗不良反应的风险增加、共病、多重用药、多模式疼痛表现、老年人疼痛报告率低，以及医疗保健专业人员采用的疼痛管理策略不佳（Wickson-Griffiths et al.，2016）。鉴于这些复杂的挑战，老年人的疼痛管理计划应该由跨学科的医疗保健专业团队共同制订，

A. Wickson-Griffiths（✉）
Faculty of Nursing，University of Regina，Regina，SK，Canada
e-mail：abigail.wickson-griffiths@uregina.ca

S. Kaasalainen
McMaster University School of Nursing，Hamilton，ON，Canada
e-mail：kaasal@mcmaster.ca

L. Pokoradi
Hamilton Health Sciences，Hamilton，ON，Canada
e-mail：pokorlau@HHSC.CA

© Springer International Publishing AG，part of Springer Nature 2018
G. Pickering et al.（eds.），Pain Management in Older Adults，Perspectives in Nursing Management and Care for Older Adults，https：//doi.org/10.1007/978-3-319-71694-7_8

这种方法得到了文献支持和专家意见的支持（Wickson-Griffiths et al., 2016；Hadjistavropoulos et al., 2007）。而护士是跨学科团队中的关键角色之一，他们能够有效地帮助患者管理疼痛。

虽然护士的法定执业范围可能存在差异，但是他们都有责任确保患者的疼痛得到有效的评估和管理（Burns and McIlfatrick, 2015）。基于疼痛患者的整体评估，护士可以提供规定的医疗或护理干预，并监测其有效性，以及支持和协调疼痛管理（Burns and McIlfatrick, 2015）。因此，本章将描述国际上常见的护理角色，以及在设定的环境中护士管理老年人疼痛应具备的能力。接下来，将强调和描述护士可以纳入其实践中的指南和指导建议。随后，将探讨护理在老年人疼痛管理中的作用，并特别关注家庭、社区和提供长期护理的场所。最后，将描述未来的方向，列出支持护士管理疼痛的更多资源。

8.1　护士角色

为了更好地了解护士在疼痛管理中的作用，本节将简要介绍护士的定义以及 3 个国际公认的护理职位（执业护士、注册护士和高级实践护士）——根据他们的教育背景及执业范围进行描述。值得注意的是，虽然鼓励实现护士教育的全球标准化，但是护理教育背景以及监管和实践方面仍存在多样性（Institute of Medicine, 2011）。鉴于护理实践的多样性，本章节将以加拿大护士为示例作为参考框架。

国际护士理事会（ICN，2017）将护士定义为：

"……已完成基本护理教育、经相关监管机构授权在其国家从事护理工作……护士职责是（NIH，2011）从事护理实践的一般范围，包括促进健康、预防疾病以及在所有医疗保健场所和其他社区场所为所有年龄段的身体疾病患者、精神疾病患者和失能患者提供护理；开展医疗保健教学（Coker et al., 2010）；作为医疗团队的一员全面参与（Cavalieri, 2005）；监督和培训护理及保健辅助人员（Wickson-Griffiths et al., 2016）；参与研究（Hadjistavropoulos et al., 2007）。"

注册护士（RN）指已通过理事会批准的初级护理教育计划（通常为 36～48 个月）和护理实践考试（如果需要）（ICN，2011）。许多国家现在要求将学士学位作为护士的最低学位要求；但是，这一要求并不普遍。此外，RN 必须达到护理委员会（省/州或国家）的标准或能力要求（如果需要）（ICN，2011）。在加拿大，RN 需要学士学位，并具备初级知识、技能和判断能力（CNA，2015）。

加拿大每个省都规定了 RN 的执业范围，RN 为患者提供护理，并为所有年龄段的患者提供支持和护理。除了护理患者外，RN 还在各种照护和家庭环境中从事教育、研究和管理活动（CNA，2015）。

执业护士（LPN）必须通过理事会批准的初级护理教育计划（通常为 12～24 个月）和入门实践考试（CIHI，2017）。LPN 在加拿大必须具备的入门实践能力包括知识、技能和判断力（CCPNR，2013）。与 RN 一样，LPN 主要负责各种卫生保健场所和家庭护理环境中的患者护理及实践（CCPNR，2013）。虽然 LPN 和 RN 的实践内容有重叠，但这两种类型的护士都可以护理那些经评估健康状况不太复杂且不良健康结局风险较低的患者。然而，RN 将更多地参与需求更复杂的患者的护理（CNA，2015）。

高级实践护士在国际上得到了广泛的发展（CNA，2009）；国际护士理事会将其定义为：

"护士执业医师（NP）/高级实践护士（APN）是一名注册护士，已获得扩展实践的专业知识基础、复杂的决策技能和临床能力，其特征由他们获得执业资格的背景和（或）国家决定。建议入门是硕士学位。"

在加拿大，一般来说，NP 可以"在其法定实践范围内自主诊断、安排和解释诊断检查、开处方和执行特定程序"（CNA，2009）。但是，并非所有的 APN 都是 NP，需要特定的省级立法来界定 NP/APN 应具备的 RN 范围之外的技能（CNA，2007）。APN 通常需要硕士学位，并且具备高级临床和领导技能（Musclow et al.，2002）。

总之，护士需要具备必要的教育背景和执业证书，才能担任临床护理工作。他们有能力通过直接接触患者、教育和研究而参与到医疗保健团队的工作中。

8.2　疼痛管理护理指南

如前所述，护士是跨学科团队中的关键角色，为老年人提供疼痛管理护理。为了更好地从护理视角进行指导，以下提供了与疼痛管理相关的标准和指导建议。

- 跨学科团队（包括护士）的循证方法。
- 护理的方法和能力。
- 老年人的护理。

8.3　老年人疼痛管理的循证指南

老年人的疼痛管理非常复杂，需要制定针对该人群疼痛类型和治疗的指南。值得注意的是，针对该人群的疼痛教育和指南各不相同（Schofield，2012）。下面提供了一些基于证据的指南示例，护士以及其他医疗保健提供者可以使用这些指南来指导他们在老年人护理方面的实践。

- 美国老年医学会老年人持续性疼痛药物管理小组（AGS Panel on Pharmacological Management of Persistent Pain in Older Persons，2009）制定的指南。
- 循证实践指南：老年人急性疼痛管理[1]（USA）（Cornelius et al.，2017）。
- 循证实践指南：老年人持续性疼痛管理[1]（USA）（Arnstein et al.，2017）。

8.4　疼痛护理指南精选

除了针对特定疼痛和治疗的循证指南外，护士还可以从其监管机构或专业实践协会的出版物中寻求指导。以下是来自专业学院（英国）和协会（加拿大）的

---

[1]　请注意，发表在《老年护理杂志》（*Journal of Geronto Logical Nursing*）上的指南是可通过 Csomay 老年学卓越中心购买的精简版本。

两个示例，分别为护士提供了有关疼痛管理护理能力和护理过程具体指南的详细信息。

经英国疼痛协会（BPS）批准，基于 2013 年新西兰疼痛协会护士兴趣小组创建的基本框架，皇家护理学院（RCN，2015）为护理团队制定了疼痛知识和技能框架。

该框架由监管机构制定，概述了不受监管或受监管的护理提供者的疼痛管理能力，旨在不断提高他们的专业水平。重点如下。

- 可以根据护理提供者的专业水平和能力水平来提高他们在管理不同人群疼痛方面的知识、技能和信心。
- 护理领导者可以将这些能力作为指导，评价护士在管理疼痛方面的有效性，以及制订实践教育计划。

加拿大安大略省注册护士协会（RNAO，2013）是一个省级护理协会，为护士制定了一系列最佳实践指南，主题包括：预防和（或）管理健康状况、促进安全、照护策略。《疼痛评估和管理（第 3 版）》[*Assessment and Management of pain (3rd Ed)*] 包含在本系列中，为护士提供了基于证据的疼痛评估、疼痛管理计划的制订和实施以及对疼痛管理干预措施的评估。此外，还包括对教育、组织和政策的建议，以供护理领导者参考。重点如下。

- 护理实践建议得到了文献中不同等级证据（例如荟萃分析、实验性研究、专家意见）的支持。
- 针对特定人群（包括儿童和老年人）的疼痛评估工具的资源见附录。

8.5 老年人疼痛护理指南精选

美国国家指南信息中心发布的《老年人的疼痛管理：基于证据的老年护理方案的最佳实践》（*Pain Management in Older Adults: In Evidence-Based Geriatric Nursing Protocols for Best Practice*）（Horgas et al.，2012）可供护士使用。这份简

明扼要的循证指南包括针对老年人的疼痛评估、护理和治疗策略的建议。

- 该指南通过美国哈特福德老年护理研究所网站提供了有关老年人疼痛评估相关文档的链接。
- 与 RNAO 文件（RNAO，2013）一样，本指南为实践者提供了证据等级。

MacSorley 及其同事（2014）通过其出版的《老年人疼痛评估和管理策略》（*Pain Assessment and Management Strategies for Elderly Patients.*）为向老年人提供临终关怀和家庭照护的护士提供了具体的指导策略。该书通过跨学科团队的疼痛评估和沟通为该护士群体提供了策略。重点如下。

- MacSorley 沟通模型：老年人疼痛模型强调了跨学科团队合作的重要性，包括老年人及其照顾者的关键要素。该模型特别指出了家庭保健护士在疼痛评估和管理中的作用，包括对患者和家庭进行教育、指导。
- 该书还详细介绍了老年人的镇痛用药以及注意事项。

8.6 重点介绍护理在老年人疼痛管理中的作用

本节将介绍护士如何参与老年人的疼痛管理。如上所述，护士可以直接参与到患者疼痛管理的每一个领域，例如直接护理、教育、研究和管理（CNA，2015）。护士可以通过观察和评估疼痛、实施护理计划，以及监测和评估干预效果来提供护理（AGS Panel on Pharmacological Management of Persistent Pain in Older Persons，2009）。他们为所有年龄段的人提供疼痛护理，其中也包括社区 / 诊所、医院和长期护理机构等各种环境中的老年人（Musclow et al., 2002；Courtney and Carey，2008；Casalainen et al., 2010）。RN，特别是具有专业知识的 APN，完全有能力为患者和相关工作人员提供教育和咨询（Musclowelt，2002；Casalainen et al., 2010，2015）。硕士学位背景的护士对评价护士在疼痛管理中的作用非常感兴趣（Kaasalainen et al., 2016），他们综合了与疼痛管理护理相关的研究成果，并制定了实践指南（Tsai et al., 2017）。此外，护理领导者可以与护士和其他医疗保健提供者合作，在其工作范围内实施变革。

如前所述，RN/APN 在各种环境中工作，帮助包括老年人在内的所有年龄段的患者进行疼痛管理。接下来是护士在社区和长期照护机构中与老年人及工作人员共同管理疼痛的例子。

8.7 在社区中为老年人服务的注册护士

框 8.1   重点介绍在社区或诊所为老年人服务的护士
背景

（1）人们对老年人"居家养老"非常感兴趣，在社区提供初级保健，以支持以居家生活为基础的护理（Wiles et al., 2011）。

（2）生活在社区中的老年人至少有 25%（估计高达 76%）经历过持续性疼痛，高达 46% 的老年人正在经历疼痛（Abdulla et al., 2013）。

（3）在社区中护士可以与跨学科团队共同进行疼痛管理，以帮助减轻社区老年人的疼痛。

强调护理在疼痛管理中的作用

（1）除了其他疾病，家庭保健护士还帮助老年人管理与骨关节炎相关的疼痛（Kee and Epps, 2001）。Kee 和 Epps（2001）的质性研究探讨了 RN 在促进骨关节炎老年患者疼痛管理方面的作用。通过主题内容分析，该文献报道，RN 通过了解如何评估和治疗疼痛来促进疼痛管理。RN 强调了了解和评估老年人用药的重要性，并提倡将非药物治疗（如分散注意力、热疗和运动）作为补充疗法。该文献还确定了"尽管尝试了多种照护方法但失败了，照护实践中需要更多知识"的主题。当 RN 尽了最大努力来帮助患者缓解疼痛，但没有达到预期结果时，他们会感到沮丧。

（2）Muntinga 及其同事（2016）研究了由护士主导的居家综合老年评估如何改善荷兰老年人的疼痛护理。在老年护理模式中，RN 完成评估，为老年人安排支持服务，并与其他团队的成员一起参与多学科会诊。RN 识别出新的疼痛病例（占研究对象的 10.6%），大多数老年人希望与护士共同制订个体化的疼痛护理计划。

疼痛管理创新：在加拿大安大略省，社区和三级护理中心都设有疼痛门诊。疼痛干预措施的复杂程度取决于护理环境。在社区门诊，护士负责准备药物，并为患者办理出入院手续。

在三级疼痛护理门诊中，护士的角色更加广泛。提供利多卡因或氯胺酮输注，以及各种干预措施，如硬膜外麻醉、星状神经节阻滞、神经根切断术、关节内注射、骶髂关节注射和腰交感神经阻滞（其中一些是在透视或超声引导下进行的）。三级疼痛门诊护士要做入院记录，包括既往干预评价、药物调整、采集生命体征和建立静脉通路。在术后，需要测量患者的生命体征、检查并发症并停止静脉注射。在手术室，由于患者可能会发生不良反应、结局不稳定、无法预测，手术时护士要准备必要的设备，监测和记录生命体征，并给予所需的药物。患者可以通过打电话向护士咨询有关药物或手术的问题。

此外，转诊到诊所的患者也会由护士分诊至合适的医师和项目。患者可能被分诊到内科或介入科，如果合适的话，也可能被分诊到自我管理项目。有一些疼痛自我管理项目是基于各种主题的教育和干预策略来管理疼痛的。在这些项目中，护士推动了一些课程的实施。

8.8　在长期照护机构中工作的高级实践护士

> **框 8.2　重点介绍在长期照护机构中工作的护士执业医师（NP）和临床护理专家**
>
> *背景*
>
> （1）长期照护机构可能是社会上年龄最大、内科疾病最复杂的老年人的"家"，他们大多数患有两种或两种以上的慢性疾病（Ontario Long-Term Care Association，2016）。
>
> （2）据估计，83%~93%住在长期照护机构中的人存在持续性疼痛，高达73%的人正在经历疼痛（Abdulla et al., 2013）。
>
> （3）APN 为患者提供直接护理，同时从事教育、研究和行政管理（CNA, 2015），这使他们能够采取多管齐下的方法来管理疼痛。
>
> *NP 在疼痛管理中的作用*：21世纪初，加拿大长期护理院引入了 NP（Stollee et al., 2006）。通过 NP 自我报告其主要工作内容的方式，对他们进行了疼痛管理角色清晰度的调查研究（Kaasalainen et al., 2007）。根据 NP 的报告，他们或提供疼痛管理，或大部分同意应该参与以下领域的护理。
>
> （1）临床实践：评估患者的疼痛，安排诊断检查，诊断疼痛病因，开具药物和非药物治疗处方（例如镇痛药、非甾体抗炎药、阿片类药物、辅助治疗等），并监测其有效性和副作用。
>
> （2）咨询和沟通：与医疗团队成员（包括家庭成员和患者）合作，共同管理疼痛。

（3）教育：为工作人员提供教育，为家庭成员和患者提供疼痛管理咨询。

（4）领导或推动变革：参与委员会工作，制定政策和程序，就疼痛管理活动与监管机构联络，实施和评估疼痛管理计划。

（5）倡导：倡导患者、家庭成员和护理人员进行疼痛管理。

（6）研究：确定可研究的问题，参与并传播有关疼痛管理的研究结果。

疼痛管理创新：Kaasalainen 及其同事（2012，2015，2016）已探索将 APN（包括 NP 和临床护理专家）作为在加拿大长期护理院实施循证疼痛实践的"变革倡导者"。一般来说，变革倡导者通过跨学科疼痛团队的教育倡议来领导疼痛管理实践的变革，而且他们也协助了跨学科疼痛团队的组建。APN（Kaasalainen et al.，2012，2015）使用各种策略使疼痛团队和其他长期护理院工作人员完成疼痛护理实践的变革，包括：制订新的疼痛管理方案（Kaasalainen et al.，2016）；促进或安排一对一和（或）在职疼痛管理教育（Kaasalainen et al.，2015，2016）；与工作人员合作，通过管理的方式"逐步引入"新实践（Kaasalainen et al.，2015）；提醒工作人员按照新方案实践（Kaasalainen et al.，2015）；通过审查工作人员的疼痛记录向其提供反馈（Kaasalainen et al.，2015）；促进跨学科疼痛团队会议（Kaasalainen et al.，2015，2016）；与工作人员建立积极的关系（Kaasalainen et al.，2015）。重要的是，与常规护理相比，由 APN 主导的疼痛实践变革在减轻疼痛（Kaasalainen et al.，2016）或减缓疼痛加重（Kaasalainen et al.，2012）和改善功能状态（Kaasalainen et al.，2016）方面取得了显著的成果。此外，干预点的临床实践也在完成和记录患者疼痛评估（Kaasalainen et al.，2012，2016）、使用循证疼痛评估工具（Kaasalainen et al.，2012）、制订管理疼痛的护理计划、记录疼痛干预的效果（Kaasalainen et al.，2016）等方面有所改善。

8.9　未来的方向

我们认识到，在各种医疗保健和家庭环境中，对老年人群的疼痛评估和管理尚不足（Long，2013），应呼吁护士采取行动改善这一现状。护士的教育背景加上他们的临床经验使他们成为跨学科团队中的关键角色，以满足老年人的疼痛管理需求。本节将重点介绍护士当前面临的挑战，以及护士教育、实施计划和团体参与如何产生积极影响。

8.10　护士的挑战、护士教育和实施计划

尽管护士在管理老年人疼痛方面发挥着重要作用，但他们可能缺乏相关的知识和技能，无法始终有效地进行疼痛干预（Long，2013）。来自不同场所的研究结果发现，老年人疼痛管理存在障碍（Coker et al.，2010；Burns and McIlfatrick，2015；Park et al.，2016）。在痴呆患者疼痛管理的相关文献综述中发现，痴呆患者无法报告疼痛导致护士在识别疼痛、获取和使用疼痛评估工具方面存在挑战，而且需要额外的培训和教育。此外，Coker 及其同事（2010）在探索医疗机构急诊老年人疼痛管理最佳实践时发现，护士在实施护理过程中是存在障碍的。RN 发现了一些障碍，例如难以评估认知障碍、感知障碍或言语障碍，以及没有足够的时间实施非药物干预或指导老年人管理疼痛。此外，在社区环境中，Park 及其同事（2016）采访了在公共卫生中心工作的护士（这些护士对低收入老年人进行了家访），以了解他们在管理慢性疼痛时的障碍。护士报告说，由于缺乏知识、经验和信心，他们在管理慢性疼痛方面存在局限性。总体而言，研究结果表明，在家庭和医疗保健环境中为老年人提供服务的护士需要克服障碍，因为他们需要持续帮助这一人群缓解疼痛。

为了消除障碍因素，提高护理能力，为老年人提供有效的疼痛管理（Long，2013；Long et al.，2010；Tse and Ho，2013），研究人员和临床医师已经实施了完善的教育和措施。下面将重点介绍在长期照护机构中所做的一些努力。除了积极影响，作为变革倡导者，APN 一直在为长期照护人员提供教育和咨询（Kaasalainen et al.，2015，2016，2012），其他人员则通过以下方式解决感知到的障碍。

（1）实施"镇痛运动"，其中包括跨学科工作人员和住院医师工作组，全面修订疼痛管理政策和程序，并提供教育和专家咨询，从而改善护理人员在疼痛管理方面的知识、态度和信念（Long, 2013；Long et al., 2010）

（2）实施综合疼痛管理计划，其中包括为护理人员提供为期 8 周的疼痛教育课程和为患者提供疼痛教育指导，这不仅提高了护理人员的疼痛知识水平，而且降低了患者的疼痛评分（Tse and Ho, 2013）

8.11　获得并保持参与

护士可以通过加入国际、国家和（或）当地疼痛兴趣小组，从临床、教育和研究的角度参与疼痛管理。总体来说，团体可以通过项目、会议和资源，以及在特殊 / 共同兴趣小组内建立联系和合作来提供教育机会。框 8.3 概述了一些疼痛学会团体。

框 8.3　疼痛学会 / 团体

国际疼痛研究协会（IASP, 2017）: https: //www.iasp-pain.org/Chapters? navItemNumber=566

（1）IASP 允许包括医疗保健提供者、科学家和政策制定者在内的利益相关群体参与进来，以支持疼痛研究并在世界各地传播知识。

（2）IASP 拥有近 100 个国家分会和 20 个与疼痛相关的特殊 / 共同兴趣小组。

（3）特殊 / 共同兴趣小组。老年人疼痛小组: https: //www.iasp-pain.org/SIG/OlderPersons。

美国疼痛协会（APS, 2017）: http: //americanp-ainsociety. org/

（1）APS 允许临床医师和科学家参与进来，以提高对疼痛

　　　　　的认识，并积极改变实践和政策。

　　（2）APS 包括 17 个特殊 / 共同兴趣小组，并提供教育资源
　　　　　和交流的机会。

　　（3）与护理或老年人疼痛有关的特殊 / 共同兴趣小组。护理
　　　　　特殊 / 共同兴趣小组：http：//americanpainsociety.org/
　　　　　get- involved/shared-interest-groups/nursing。老年人疼
　　　　　痛特殊 / 共同兴趣小组：http：//americanpainsociety.
　　　　　org/ get-involved/sharedinterest-groups/geriatric-pain。

　　美国疼痛管理护理学会（ASPMN，2017）：http：//www.aspmn.org/Pages/default.aspx

　　（1）ASPMN 通过最佳护理实践促进疼痛护理。
　　（2）ASPMN 为疼痛管理提供教育和认证机会。

　　加拿大疼痛协会（CPS，2017）：http：//www.canadianpainsociety.ca/
　　（1）CPS 允许对疼痛管理和研究感兴趣的临床医师和科学
　　　　　家参与进来。
　　（2）CPS 包括 4 个兴趣小组，并提供教育资源和交流机会。
　　（3）特殊 / 共同兴趣小组。护理问题特殊 / 共同兴趣小组：
　　　　　http：//www.canadianpainsoci ety.ca/? page =NursingIssues。

　　澳大利亚疼痛协会（AuPS，2017）：https：//www.apsoc.org.au/

　　（1）AuPS 允许多学科成员参与进来，其使命是通过临床实
　　　　　践、教育和研究来减轻疼痛和痛苦。
　　（2）AuPS 包括 2 个特殊 / 共同兴趣小组，并提供教育资源
　　　　　和交流机会。
　　（3）特殊 / 共同兴趣小组。护理问题亚组：http：//www.

canadianpainsociety.ca/?page= NursingIssues。

英国疼痛协会（BPS，2017）：https：// www.britishpainsociety.org/

- BPS 允许多学科成员参与进来，目的是改善疼痛管理。
- BPS 包括 14 个与疼痛相关的特殊兴趣小组，并提供教育资源和交流机会。
- 其他老年人兴趣小组：https：//www.britishpainsociety. org/ pain-in-older-people-special-interest-group/。

护士也可以通过当地的监管机构或专业协会参与疼痛管理小组。Swafford 及其同事（Swafford et al.，2014）建议护士可以寻找可用的在线疼痛管理资源，其中一些可能包括：

- 美国爱荷华大学老年人疼痛研究中心（2017）：https：//geriatricpain.org/
- 美国哈特福德老年护理研究所—老年咨询（2017）：https：//consultgeri.org/
- 美国老年病学在线教育门户（2017）：http：//www.pogoe. org

参考文献

1. Abdulla A, Adams N, Bone M, Elliott AM, Gaffin J, Jones D, et al. Guidance on the management of pain in older people. Age Ageing. 2013;42(1):i1–57.
2. ADGAP [Internet]. The portal of geriatrics online education. 2017. [cited 18 Dec 2017]. Available from https://www.pogoe.org/.
3. American Geriatrics Society (AGS) Panel on Pharmacological Management of Persistent Pain in Older Persons. Pharmacological management of persistent pain in older adults. J Am Geriatr Soc. 2009;57(8):1331–46.
4. American Pain Society [Internet]. 2017. [cited 18 Dec 2017]. Available from http:// americanpain- society.org/.

5. American Society for Pain Management Nursing (ASPMN) [Internet]. 2017. [cited 2017 December 18]. a)Available from http://www.aspmn.org/Pages/default.aspx.

6. Arnstein P, Herr K, Butcher H. Evidence-based practice guideline: persistent Pain Management in Older Adults. J Gerontol Nurs. 2017;43(7):20–31.

7. Burns M, McIlfatrick S. Palliative care in dementia: literature review of nurses' knowledge and attitudes toward pain assessment. Int J Palliat Nurs. 2015;21(8):400–7.

8. Canadian Council for Practical Nurse Regulators (CCPNR). Entry-to-practice competencies for licensed practical nurses [Document available on the internet]. 2013; [cited 18 Dec 2017]. Available from https://www.clpnbc.org/Documents/Practice-Support-Documents/Entry-to-Practice-Competencies-(EPTC)-LPNs.aspx.

9. Canadian Institute for Health Information (CIHI). Licensed practical nurses. 2017; [cited 18 Dec 2017]; [about 2 screens]. Available from https://www.cihi.ca/en/licensed-practical-nurses.

10. Canadian Nurses Association (CNA). Framework for the practice of registered nurses in Canada. 2015 [Document on the internet]. 2015; [cited 18 Dec 2017]. p. 40. Available from https:// www.cna-aiic.ca/en/becoming-an-rn/the-practice-of-nursing.

11. Cavalieri TA. Management of pain in older adults. J Am Osteopath Assoc. 2005;105(3):S12–7.

12. CNA. Position statement: Advanced practice nursing. 2007; [cited 18 Dec 2017]. Available from https://www.cna-aiic.ca/~/media/cna/page-content/pdf-en/ps60_advanced_nursing_practice_2007_e.pdf?la=en.

13. CNA. Position statement: the nurse practitioner. 2009; [cited 18 Dec 2017]. Available from https:// cna-aiic.ca/~/media/cna/page-content/pdf-fr/ps_nurse_practitioner_e.pdf?la=en.

14. Coker E, Pappaioannou A, Kaasalainen S, Dolovich L, Turpie I, Taniguchi A. Nurses' perceived barriers to optimal pain management in older adults on acute medical units. Appl Nurs Res. 2010;23:139–46.

15. Cornelius R, Herr KA, Gordon DB, Kretzer K. Evidence-based practice guideline acute pain Management in Older Adults. J Gerontol Nurs. 2017;43(2):18–27. https://doi.org/10.3928/00989134-20170111-08.

16. Courtenay M, Carey N. The impact and effectiveness of nurse-led care in the management of acute and chronic pain: a review of the literature. J Clin Nurs. 2008;17:2001–13.

17. Hadjistavropoulos T, Herr K, Turk DC, Fine PG, Dworkin RH, Helme R, et al. An interdisciplinary expert consensus statement on assessment of pain in older adult. Clin J Pain. 2007;2:S1–43.

18. Hartford Institute for Geriatric Nursing [Internet]. ConsultGeri. 2017. [cited 18 Dec 2017]. b)Available from https://consultgeri.org/.

19. Horgas AL, Yoon SL, Grall M. Pain management in older adults. In: Evidence based geriatric nursing protocols for best practice. [Document available on the internet]. 2012. Available from http://www.guidelines.gov/summar/summary.aspx?ss1/415&doc_id1/410198&string.

20. Institute of Medicine. The future of nursing: leading change, advancing health [report on the internet]. Washington, DC: The National Academies Press; 2011. p. 620. Note to editors: Information specifically used in paper is from Appendix J. Available from https://www.nap. edu/read/12956/chapter/1.

21. International Association for the Study of Pain [Internet]. 2017. IASP Chapters; [cited 18 Dec 2017]; [about 2 screens]. Available from https://www.iasp-pain.org/Chapters?navItemNum ber=566.

22. International Council for Nurses. Definition of nursing. 2017; [cited 18 Dec 2017]; [about 1 screen]. Available from http://www.icn.ch/who-we-are/icn-definition-of-nursing/.

23. International Council of Nurses (ICN). ICN framework of competencies for the generalist nurse. Geneva, Switzerland: 2003. Cited in: The future of nursing: leading change, advancing health [Report on the internet]. Washington, DC: The National Academies Press; 2011. p. 620. Available from https://www.nap.edu/read/12956/chapter/1.

24. Kaasalainen S, DiCenso A, Donald FC, Staples E. Optimizing the role of the nurse practitioner in improve pain management in long-term care. CJNR. 2007;39(2):14–31.

25. Kaasalainen S, Martin-Misener R, Carter N, DiCenso A, Donald F, Baxter P. The nurse practitioner role in pain management in long-term care. J Adv Nurs. 2010;66(3):542–51.

26. Kaasalainen S, Brazil K, Akhtar-Danesh N, Coker E, Ploeg J, Donald F, et al. The evaluation of an interdisciplinary pain protocol in long-term care. JAMDA. 2012;13:664e1–8.

27. Kaasalainen S, Ploeg J, Donald F, Coker E, Brazil K, Martin-Misener R, et al. Positioning clinical nurse specialists and nurse practitioners as change champions to implement a pain protocol in long-term care. Pain Manag Nurs. 2015;16(2):78–88.

28. Kaasalainen S, Wickson-Griffiths A, Akhtar-Danesh A, Brazil K, Donald F, Martin-Misener R, et al. The effectiveness of nurse practitioner-led pain management team in long-term care: a mixed methods study. Int J Nurs Stud. 2016;62:156–67.

29. Kee CC, Epps CD. Pain management practices of nurses caring for older adult patients with osteo- arthritis. West J Nurs Res. 2001;23(2):195–210.

30. Long CO. Pain management education in long-term care: it can make a difference. Pain Manag Nurs. 2013;14(4):220–7.

31. Long CO, Morgan BMMM, Alonzo TR, Mitchell KM, Bonnell DK, Beardsley M. Improving pain management in long-term care: the "campaign against pain". J Hosp Palliat Nurs. 2010;12(3):148–55.

32. MacSorley R, White J, Conerly VH, Walker JT, Lofton S, Ragland G, et al. Pain assessment and management strategies for elderly patients. Home Healthc Nurse. 2014;32(5):272–85.

33. Muntinga ME, Jansen APD, Schellevis FG, Nijpels G. Expanding access to pain care for frail, old people in primary care: a cross-sectional study. BMC Nurs. 2016;15:26.

34. Musclow SL, Sawhney M, Watt-Watson J. The emerging role of advanced practice nursing in acute pain management throughout Canada. Clin Nurse Spec. 2002;16(2):62–7.

35. National Institutes of Health. Global health and aging [Report on the internet]. The Institute: 2011; [cited 18 Dec 2017]. p. 32. Available from http://www.who.int/ageing/publications/global_ health.pdf.

36. Ontario Long-Term Care Association. This is long-term care 2016. [Report available on the internet]. 2016; [cited 18 Dec 2017] p. 16. Available from https://www.oltca.com/OLTCA/ Documents/Reports/TILTC2016.pdf.

37. Park HR, Park E, Park JW. Barriers to chronic pain management in community-dwelling low-income older adults: home visiting-nurses' perspectives. Collegian. 2016;23:257–64.

38. RNAO. Assessment and management of pain in the elderly: a self-directed learning package for nurses in long-term care [Document available on the internet]. 2007; [cited 18 Dec 2017]. Available from http://rnao.ca/sites/rnao-ca/files/Assessment_and_Management_of_Pain_in_the_Elderly_-_Learning_Package_for_LTC.pdf.

39. RNAO. Assessment and management of pain (3rd ed.). [Document available on the internet]. 2013; [cited 18 Dec 2017]. Available from http://rnao.ca/bpg/guidelines/ assessment-and-management-pain.

40. Royal College of Nurses. RCN Pain Knowledge and Skills Framework for the nursing team. (2015). [cited 18 Dec 2017]. Available from https://www.britishpainsociety.org/static/uploads/resources/files/RCN_KSF_2015.pdf.

41. Schofield P. Pain education and current curricula for older adults. Pain Med. 2012;13(supp 2):S51–6.

42. Stollee P, Hillier LM, Esbaugh J, Griffiths N, Borrie MJ. Examining the nurse practitioner role in long-term care: evaluation of a pilot project in Canada. J Gerontol Nurs. 2006;32(10):28–36.

43. Swafford KL, Miller LL, Herr K, Forcucci C, Kelly AML, Bakerjian D. Geriatric pain competencies and knowledge assessment for nurses in long-term care settings. Geriatr Nurs. 2014;35:423–7. The Australian Pain Society [Internet]. 2017. [cited 18 Dec 2017]. Available from https://www.apsoc.org.au/.

44. The British Pain Society [Internet]. 2017. [cited 18 Dec 2017]. Available from https://www.brit ishpainsociety.org/.

45. The Canadian Pain Society [Internet]. 2017. [cited 18 Dec 2017]. Available from http://www.canadianpainsociety.ca/.

46. The University of Iowa [Internet]. Geriatricpain.org resources and tools for quality pain care. 2017. [cited 18 Dec 2017]. Available from https://geriatricpain.org/.

47. Tsai IP, Jeong SYM, Hunter S. Pain assessment and management for older patients with dementia in hospitals: an integrative literature review. Pain Manag Nurs. 2017;19(1):54–71.

48. Tse MYM, Ho SSK. Pain management for older persons living in nursing homes: a pilot study. Pain Manag Nurs. 2013;14(2):e10–21.

49. Wickson-Griffiths A, Kaasalainen S, Herr K. Interdisciplinary approaches to managing pain in older adults. Clin Geriatr Med. 2016;32:693–704.

50. Wiles JL, Leibing A, Guberman N, Reeve J, Allen RE. The meaning of "ageing in place" to older people. The Gerontologist. 2011;52(3):357–66. https://doi.org/10.1093/geront/gnr098.

老年人对疼痛管理的态度和老年人疼痛管理的障碍因素

9

Paul A. Cameron, Rebecca Chandler, and Pat Schofield

摘　要

- 在未来的几十年，社会上的老年人数量将会"爆发式"增长。
- 老年人更容易出现疼痛问题和其他合并症。
- 一般来说，老年人的疼痛管理不佳，当存在认知障碍时，情况会变得更糟。
- 就社交孤立而言，慢性疼痛对老年人的影响大于成人。
- 改善老年人对疼痛管理的态度。

P. A. Cameron
Scottish Government，NHS Fife Pain Service，University of Dundee，
Dundee，UK

R. Chandler
Positive Ageing Research Institute，Anglia Ruskin University，Chelmsford，UK

P. Schofield（✉）
Department of Nursing，Anglia Ruskin University，Chelmsford，UK
e-mail：patricia.schofield@anglia.ac.uk

© Springer International Publishing AG，part of Springer Nature 2018
G. Pickering et al.（eds.），Pain Management in Older Adults，Perspectives in Nursing
Management and Care for Older Adults，https：//doi.org/10.1007/978-3-319-71694-7_9

人口正在老龄化；预计到 2050 年，65 岁以上的老龄人口占比将上升到 36%，而且随着人均寿命的延长，有人认为，80 岁以上老龄人口的数量将提高两倍。据报道，在社区居住的老年人中，疼痛的发生率高达 73%，而在护理院居住的老年人中，疼痛的发生率则上升至 80%，因此，更加凸显了老年人疼痛管理的重要性。研究表明，不仅慢性疼痛，急性疼痛在这个群体中也管理不佳（Desbiens et al., 1997）。67% 的癌症死亡发生在 65 岁以上的人群中，而癌症伴随着疼痛（D. Agostino et al., 1990）。老年人中常见的非恶性疼痛包括骨关节炎疼痛、带状疱疹后神经痛、脑卒中后疼痛和糖尿病性神经病变疼痛。

老年群体的慢性疼痛管理需要满足特殊需求，这往往是基于与年龄相关的生物、身体和社会变化。此外，由文化因素造成的老年人对疼痛的错误认知可能是一个更难挑战的障碍。因此，为了改善医疗保健专业人员对老年人慢性疼痛管理的态度，首先要了解这些专业人员如何看待老年慢性疼痛患者的管理需求。

医疗保健专业人员的态度影响慢性疼痛患者的管理（Shaw and Lee, 2010；Ryan et al., 2010），我们应该更好地理解这些态度，以提高医疗保健专业人员在研究生前和研究生阶段的教育质量（Akesson et al., 2003；Leo et al., 2003）。受这些态度的影响，我们经常看到不良的疼痛管理结局。

此外，疼痛在老年痴呆人群中很常见，据估计，有 50% ~ 80% 的老年痴呆患者经常感到疼痛（Corbett et al., 2012；Achterberg et al., 2013）。然而，对这一脆弱人群的疼痛评估和治疗往往不足。研究表明，老年痴呆患者会因疼痛治疗不足而产生负面的生理和心理后果（De Witt Jansen et al., 2017）。高发生率和治疗不足的根本原因是许多障碍因素相互作用，这些障碍因素影响了对疼痛的认知和适当的治疗。

在医疗保健专业人员和老年人群中都存在很多态度上的障碍因素，即错误认知。

关于老年人群慢性疼痛的一些错误认知包括：

- 慢性疼痛是衰弱的表现；
- 慢性疼痛是对过去行为的惩罚；
- 慢性疼痛意味着死亡即将来临；

- 慢性疼痛表明存在严重疾病；
- 表达疼痛会导致独立性的丧失；
- 老年人，尤其是有认知障碍的老年人，对疼痛的耐受性更高；
- 老年人和认知障碍者无法准确地自我报告疼痛；
- 住在长期照护机构的老年患者为了得到关注而主诉疼痛；
- 老年患者可能会对镇痛药上瘾。

我们知道，对包括老年人在内的各个年龄段的人群进行有效的疼痛管理存在很多障碍因素，例如，缺乏相关知识和有效的疼痛评估工具。对老年人群来说，态度是有效疼痛管理的主要障碍因素。因此，下文将详细探讨影响障碍和态度的因素。

Cameron 等最近的一项研究（2015）明确提出，对老年人的慢性疼痛需要采取不同的管理方法，但研究发现，研究对象并不认为年龄是选择方法的影响因素。然而，研究还发现，由于各种原因，75 岁以上的老年人比年轻人更难获得治疗。因此，我们需要改进管理方法。

以往的研究观察到，物理治疗专业的学生在面对慢性腰背痛的治疗时，持有明确的和含蓄的不同看法。这些态度的差异可能会影响他们的临床决策和治疗策略。这反映出，治疗者可能尚未充分意识到个人态度会对患者的治疗过程及结果产生潜在的影响。

9.1　活动和活动恐惧

在考虑老年人的疼痛问题时，医疗保健专业人员经常谈论到活动方面——从推测老年人希望如何保持活动谈论到保持活动的医疗需求。在访谈中，医疗保健专业人员谈到了老年人疼痛管理中活动的重要性，尽管他们认为的重要性程度上存在差异。有几项研究肯定了活动对于老年人的重要性，指出活动会降低死亡率、减少住院时间（Carter et al., 2001；Morone and Greco, 2007；Howe et al., 2007）。

在 Cameron 等的研究中（2015），医疗保健专业人员认为老年患者存在活动恐惧。多数情况下，这并不是患者实际表达出来的，而是医疗保健专业人员的假设，他们将缺乏活动与活动恐惧联系起来。此外，医疗保健专业人员也担心由于鼓励活动而对老年人造成伤害。尽管有证据表明，即使在疼痛的情况下，活动也是有益的，但由于担心造成伤害，医疗保健专业人员往往害怕为老年人提供增加活动的建议和信息。

9.2　心理学、负面情绪、应对和强化

有关治疗师 - 患者关系对治疗结局影响的研究表明，积极的关系会带来更积极的治疗结局（Hall et al., 2010）。信任、共情、沟通、能力和保护隐私对于患者配合治疗至关重要（McKinstry et al., 2006）。然而，通过医疗保健专业人员的陈述，我们发现，预设的想法往往会影响治疗建议和期望。相信老年人能够应对疼痛即是一种预设的想法，这种想法可能使临床医师往往不会询问老年人是如何应对疼痛的。应对疼痛可能需要多种形式的支持。如果不与患者讨论，这些形式很可能是未知的。

医疗保健专业人员围绕老年人的心理承受能力以及应对或实施所建议策略的能力下降等问题阐述了自己的观点。这表明，老年人在这方面的需求是与众不同的。然而，当提及经验和坚忍在老年人自我管理能力中的作用时，这种观点往往被否定。虽然老年人的心理承受能力可能在他们应对疼痛的过程中发挥了作用，但这种特质不太可能是老年人独有的。

9.3　沟通与认知

众所周知，年龄越大，认知能力下降、听力损失和视力受损的风险就越大（Yorkston et al., 2010）。然而，并非所有老年人都会经历这些困难，而且有些困难并不会降低老年人理解概念的能力。与老年人沟通时，往往需要调整沟通方式。与这一人群的沟通并非不可能，即使他们存在持续的认知障碍。可以通过花更多的时间向老年人解释和强化概念来解决这个问题，甚至可写下解释和说明作

为备忘录。

认知障碍是一些临床医师关注的问题，他们甚至不相信老年人对疼痛史的描述，通常也不会与老年人进一步讨论疼痛问题，因为他们认为这是无用的。在研究与老年人沟通的方法时发现，对于那些认知障碍的老年人，与其减少与他们沟通，不如改变方法来适应他们。花更多的时间进行沟通，确保沟通时的环境安静、光照充足，了解患者沟通的优势和劣势，这些都是与认知障碍患者沟通时使用的策略（Yorkston et al., 2010）。

关于老年痴呆患者的疼痛感受或应对方式，医疗保健从业人员缺乏明确的认识（Barry et al., 2012；Kenefick and Schulman-Green, 2004）。一项研究报告称，80.5% 的养老机构管理人员认为，与认知正常的老年人相比，痴呆患者的疼痛感受或应对方式不同（Barry et al., 2012）。然而，与之相反，Zwakhalen 等（2007）发现 72% 的护士和护士助理不相信痴呆老年人会经历不同或较少的疼痛。同样，Kenefick 和 Schulman-Green（2004）发现，护士认为痴呆老年人确实会经历疼痛，但他们理解和应对疼痛刺激的能力不同。医疗保健从业人员对痴呆老年人的疼痛处理缺乏明确性，该领域的研究现状并不能清楚地阐述神经疾病变化和生化疾病变化对疼痛的影响（Achterberg et al., 2013）。因此，这种理论的不确定性会导致实践中的不治疗决策和不恰当的治疗决策（Achterberg et al., 2013）。

在痴呆患者中，疼痛可能通过挑战性行为或异常行为来表达（Achterberg et al., 2013），未经治疗的疼痛可能导致 BPSD、抑郁、衰弱、睡眠障碍和社交活动减少（Griffioen et al., 2017；Flo et al., 2017）。这些都会使疼痛的表现复杂化；然而，研究表明，护士对疼痛的行为表达方式有着清晰的认识（Kovach et al., 2000）。研究发现，护士能够识别许多相关的疼痛指标，例如烦躁不安、面部表情痛苦和行为改变等。然而，护士对自己具备这方面的知识并不自信，这表明他们对痴呆患者的疼痛评估总是凭靠猜测（Kovach et al., 2000）。此外，很难将疼痛的行为表现与痴呆的症状明确区分，导致他们更加不自信（Kenefick and Schulman-Green, 2004）。这种不确定性会导致护士对患者不恰当地使用精神类药物，进而导致疼痛被忽视或治疗不当（Kenefick and Schulman-Green, 2004）。然而，如果对患者比较熟悉，则可以解决疼痛识别不确定性的问题，使挑战性行为或异常行为被识别为疼痛的表现，而不是与痴呆症状相关。

9.4　痴呆患者的疼痛评估

目前已经开发了痴呆特异性观察性疼痛评估工具（PAT），通过观察疼痛行为和言语来帮助识别疼痛（详见第 3 章）。认知障碍老年人疼痛评估和管理指南提倡使用观察性 PAT 来识别疼痛并确定疼痛管理的有效性。然而，研究表明，医疗保健工作人员和护士并没有使用观察性 PAT 来识别和管理疼痛（Liu et al.，2011；Peisah et al.，2014；Barry et al.，2015）。研究发现，护理机构工作人员普遍认为观察性 PAT 过于耗时、不适合常规使用、缺乏标准、难以解释、具有普适性且比较主观（Liu et al.，2011）。然而，他们认为，这些量表有助于提高护理人员对疼痛的认知，特别是对于那些没有痴呆护理经验的人来说，这些量表是有用的（Liu et al.，2011）。医疗保健专业人员认为，他们的专业经验和判断优于正式的 PAT，且准确性更高（Kenefick and Schulman-Green，2004）。

有趣的是，虽然没有常规使用观察性 PAT，但研究发现，非正式的观察技能和知识已经被纳入了日常实践（Liu et al.，2011）。De Witt Jansen 等（2017）发现，医疗保健助理在日常护理实践练习中进行以关系为中心的疼痛评估。护士助理利用他们对痴呆患者日常行为的了解来识别行为变化并确定疼痛可能的原因（De Witt Jansen et al.，2017）。

在痴呆的早期阶段，可以使用自我报告的 PAT；这些 PAT 要求痴呆老年人根据数字、文字或面部表情表达其疼痛的程度或强度（Achterberg et al.，2013）。在不同的研究中，医疗保健人员对使用自我报告 PAT 的态度各不相同，这可能是因为不同的研究提供痴呆护理的程度不同。研究发现，护士和护理机构管理人员（超过 90%）不相信痴呆老年人可以提供准确的疼痛自我报告或理解与疼痛相关的问题（Barry et al.，2012；Gilmore-Bykovskyi and Bowers，2013）。研究还发现，尽管痴呆老年人自我报告了疼痛，但由于不是"正常"的患者，或不符合疼痛特征，他们的疼痛药物治疗会被推迟（Gilmore-Bykovskyi and Bowers，2013）。据报道，重度痴呆、无明显损伤、有吸毒史且曾长期住院的老年人被认为是自我报告疼痛最不可靠的人（Gilmore-Bykovskyi and Bowers，2013）。这表明，对痴呆的态度和疼痛的"正确"表现阻碍了有效的疼痛管理。相比其他研究，Martin 等（2005）发现，一部分护理机构工作人员认为，只要使用简单的问题，就可以准确地获得痴呆老年人的疼痛自我报告。

9.5 生理功能、合并症和衰老体征

个体出现多种病症并不是老年人特有的现象。然而，一些合并症在老年人中更为常见，不容忽视。老年人常见的八大合并症（Harris and Guzzo，2013）包括：深静脉血栓形成（DVT）、功能丧失、不能活动、谵妄、术后认知功能障碍、泌尿系统感染（UTI）、跌倒和衰弱。此外，Cameron 等（2015）指出，对药物的敏感性是医疗保健专业人员普遍关注的问题。专业人员往往担心医源性损伤，因为老年人的生理功能下降导致药物代谢能力减弱。还有人担心，临床医师可能不具备处理这些问题所需的专业知识。

9.6 药物干预

老年人会发生药动学的变化。然而，这种变化发生的时间并不一致，每个个体的情况也不尽相同。部分老年人对药物治疗的反应与年轻人相似，而有些老年人可能应对欠佳。通常，超过 85 岁的高龄老年人（AgeUK，2013）会出现更多与年龄相关的药动学变化，但其他老年人可能不会。因此，基于个体化治疗原则，在药物治疗时应考虑年龄因素。为了说明这一点，最近英国关于老年人疼痛管理的指南（Schofield，2013）并不排除对老年人使用药物治疗。该指南建议在某些情况下使用效果较强的阿片类药物替代较弱的阿片类药物，以减少使用效果较弱阿片类药物时常见的副作用。

对老年痴呆患者使用药物干预的态度取决于药物的药理学基础。关于阿片类镇痛药，护士和护理机构管理人员都对其安全性和风险表示不确定，例如耐受性和成瘾性（Barry et al.，2012；Burns and Mcllfatrick，2015；Kaasalainen et al.，2007）。护士认为，对痴呆患者来说，阿片类药物只能作为最后的治疗手段，特别是在无法确定疼痛是否存在的情况下（Kaasalainen et al.，2007）。但是，在姑息治疗的情况下，为了缓解患者的痛苦，阿片类镇痛药及其副作用被认为是可以接受的（Brorson et al.，2013；De Witt Jansen et al.，2017）。此外，在无法口服给药的情况下，阿片类镇痛药可提供其他给药方法，如注射；然而，这些被认为会给采取姑息治疗的痴呆患者增加额外的痛苦和不适（De Witt Jansen et al.，2017）。

人们对使用非甾体抗炎药（NSAID）和对乙酰氨基酚的态度更为积极，护理机构管理人员、护士和医疗保健助理对在痴呆人群中使用这些药物也持积极态度（Barry et al.，2012；Kovach et al.，2000）。使用 NSAID 和对乙酰氨基酚的风险大于获益，特别是与麻醉药相比（Kovach et al.，2000）。所有团队都赞同循序渐进的用药方法，认为这是最安全和最有效的（Barry et al.，2012；Kovach et al.，2000）。

与此相反，Zwakhalen 等（2007）发现，护理人员对疼痛药物治疗缺乏自信，担心其副作用、剂量和成瘾性，而不是关注缓解疼痛的效果。另一个管理混乱的领域是痴呆老年人的用药治疗，只有大约 60% 的护理机构管理人员认识到痴呆老年人和认知正常老年人的疼痛药物治疗应该是一样的（Barry et al.，2012）。对痴呆老年人疼痛治疗认识的误区导致痴呆老年人得到的疼痛治疗明显少于其他老年人，尽管他们有相似的疼痛情况（Barry et al.，2012；De Witt Jansen et al.，2017）。

9.7 非药物疼痛管理

英国老年人疼痛管理指南提出了一些非药物疼痛管理方法（例如：BGS，2013），但这些方法尚未在痴呆患者中得到充分验证。医疗保健人员对非药物方法的了解有限；然而，研究结果表明，护理人员认为它是一种有益的辅助治疗，尤其在姑息治疗期间（Brorson et al.，2013；Martin et al.，2005）。护理人员表示，这些方法因患者而异，强烈建议使用音乐和关心来缓解焦虑及痛苦（Martin et al.，2005）。

9.8 老年人自身的态度

前面已经强调了与年轻人相比老年人疼痛管理不佳的一些原因。因为多数研究往往针对的是相对年轻的成人，所以缺乏有关老年人可接受治疗的证据（Gibson，2006），而且疼痛门诊和疼痛管理项目中老年人的人数不足（Kee et al.，1998）。其他原因包括：认为疼痛是衰老的正常表现；老年人认为医疗保健专业人员会"知道"他们何时疼痛；随着年龄的增长，合并症风险增加，这可能会使诊断复杂化，并产生药物之间的相互作用，从而影响治疗效果的一致性；随着年龄的增长以及潜在的易感性，认知障碍的风险增加，这可能会使诊断更加困难。

最近的一项质性研究确定了一个地区内多个护理机构的老年人自我报告疼痛存在的一些障碍（Schofield，2013）。我们对存在轻度或中度认知障碍的老年人进行了一系列半结构化访谈。访谈确定了以下几个关键主题。

（1）不愿意报告疼痛或认为疼痛是正常的，对获取医疗帮助的期望较低。许多老年人在接受采访时感到疼痛，但当被问及为什么没有向工作人员报告疼痛时，他们表示没有必要，因为可能任何人都无能为力。

（2）对药物干预的恐惧。许多老年人表示，他们害怕使用药物干预，宁愿不进行治疗；或者认为药物干预毫无作用。

（3）与年龄相关的疼痛认知。高龄老年人（>80岁）不愿意服用镇痛药，也不愿意承认自己存在疼痛。75岁以下的老年人更愿意表达他们的痛苦，因此也更愿意服用镇痛药。

9.9　培训需求

许多研究还报告了医疗保健人员接受培训的情况，其中60.4%～90%的研究对象没有接受过任何与疼痛或痴呆有关的培训（Peisah et al.，2014；Barry et al.，2015；Gibson，2006）。鉴于培训方面的严重不足，医疗保健人员缺乏知识以及态度消极也就不足为奇了。从前文报道的一些做法中就可以看出这些问题，例如未使用PAT、未参考疼痛管理方案和指南等。指南和方案仅在60%的实例中被使用（Barry et al.，2015；Martin et al.，2005）。尽管如此，医疗保健人员也认识到痴呆老年人的疼痛管理不佳，对这一弱势群体表示深切的关注和同情（Barry et al.，2015；Kaasalainen et al.，2007；Martin et al.，2005）。他们还认识到自己需要进一步接受教育，并表达了接受相关教育的愿望（Barry et al.，2015；Martin et al.，2005）。

结　论

　　老年人数量正在增加。有充分的证据表明，老年人的疼痛管理不佳，这归因于影响医疗保健专业人员和老年人自身信念的一些障碍和态度因素。为了解决这些问题，我们需要教育所有工作人员，让他们明白不良的疼痛管理是不可接受的，我们需要改变老年人的态度，帮助他们了解自己的诉求，他们有"权利"进行有效的疼痛管理。我们知道，疼痛的严重程度与生活质量密切相关，疼痛的严重程度随着年龄的增长而增加。如果我们想要改善老年人的疼痛管理，首先需要改变我们的态度。

参考文献

1. Achterberg WP, Pieper MJ, van Dalen-Kok AH, de Waal MWM, Husebo BS, Lautenbacher S, et al. Pain management in patients with dementia. Clin Interv Aging. 2013; 8: 1471-82. https:// doi.org/10.2147/CIA.S36739.
2. AgeUK. Oldest old in the United Kingdom – a Factsheet for Professionals. 2013. http://www.ageuk.org.uk/Documents/EN-GB/For-professionals/Research/Oldest%20Old%20in%20the%20UK%20fact%20sheet%20 (8%203%2013) .doc.
3. Akesson K, Dreinhofer KE, Woolf AD. Improved education in musculoskeletal conditions is necessary for all doctors. Bull World Health Organ. 2003; 81 (9) : 677-83.
4. Barry HE, Parson C, Passmore PA, Hughes CM. An exploration of nursing home managers' knowledge of and attitudes towards the management of pain in residents with dementia. Int J Geriatr Psychiatry. 2012; 27: 1258-66. https://doi.org/10.1002/gps.3770.
5. Barry HE, Parson C, Passmore PA, Hughes CM. Pain in care home residents with dementia: an exploration of frequency, prescribing and relatives' perspectives. Int J Geriatr Psychiatry. 2015; 30: 55-63. https://doi.org/10.1002/gps.4111.
6. Brorson H, Plymoth H, Ãrmon K, Bolmsj ÃI. Pain relief at the end of life: nurses' experiences regarding end-of-life pain relief in patients with dementia. Pain Manag Nurs. 2013; 15: 315-23. https://doi.org/10.1016/j.pmn.2012.10.005.
7. Burns M, Mcllfatrick S. Nurses' knowledge and attitudes towards pain assessment for people with dementia in a nursing home setting. Int J Palliat Nurs. 2015; 21: 479-87. https://doi.org/10.12968/ijpn.2015.21.10.479.
8. Cameron PA, Smith BH, Schofield PA. Healthcare professionals' accounts of chronic pain management for older adults. J Pain Rehabil. 2015; 38: 17-27.
9. Carter ND, Kannus P, Khan K. Exercise in the prevention of falls in older people. Sports Med.

2001; 31 (6) : 427-38.

10. Corbett A, Husebo B, Malcangio M, Staniland A, Cohen-Mansfield J, Aarsland D, et al. Assessment and treatment of pain in people with dementia. Nat Rev Neurol. 2012; 8: 264-74. https: //doi. org/10.1038/nrneurol.2012.53.

11. D'Agostino NS, Gray G, Scanlon C. J Gerontol Nurs. 1990; 16: 12-5.

12. De Witt Jansen B, Brazil K, Passmore P, Buchanan H, Maxwell D, Mcllfactrick SJ, et al. Exploring healthcare assistants' role and experience in pain assessment and management for people with advanced dementia towards the end of life: a qualitative study. BMC Palliat Care. 2017; 16: 1-a) 11. https: //doi.org/10.1186/s12904-017-0184-1.

13. Desbiens NA, Mueller-Rizner N, Connors AF. J Am Geriatr Soc. 1997; 45: 1167-72.

14. Flo E, Bjorvatn B, Corbett A, Pallesen S, Husebo BS. Joint occurrence of pain and sleep disturbances in people with dementia. Curr Alzheimer Res. 2017; 14: 538-45. https: //doi. org/10.217 4/1567205013666160602234932.

15. Gibson SJ. Pain Clin Updates. 2006; 14: 1-4.

16. Gilmore-Bykovskyi AL, Bowers BJ. Understanding nurses' decision to treat pain in nursing home residents with dementia. Res Gerontol Nurs. 2013; 6: 127-38. https: //doi. org/10.3928/19404921-20130110-02.

17. Griffioen C, Willems EG, Husebo BS, Achterberg WP. Prevalence of the use of opioids for treatment of pain in persons with a cognitive impairment compared with cognitively intact persons: a systematic review. Curr Alzheimer Res. 2017; 14: 512-22. https: //doi. org/10.2174/15672050 13666160629080735.

18. Hall AM, Ferreira PH, Maher CG, Latimer J, Ferreira ML. The influence of the therapist-patient relationship on treatment outcome on physical rehabilitation: a systematic review. Phys Ther. 2010; 90 (8) : 1099-110.

19. Harris AM, Guzzo TJ. Chapter 6. Complications particular to the elderly. In: Primer of geriatric urology. New York: Springer; 2013.

20. Howe TE, Rochester L, Jackson A, Banks PMH, Blair VA. Exercise for improving balance in older people. In: Cochrane database of systematic reviews, vol. 4. New Jersey: Wiley; 2007.

21. Kaasalainen S, et al. Pain management decision-making among long-term care physicians and nurses. West J Nurs Res. 2007; 29: 561-80.

22. Kee WG, Middaugh SJ, Redpath S, et al. Age as a factor in admission to chronic pain rehabilitation. Clin J Pain. 1998; 14: 121-8.

23. Kenefick A, Schulman-Green D. Caring for cognitively impaired nursing home residents with pain. IJHC. 2004; 8: 32-40.

24. Kovach CR, Griffie J, Muchka S, Noonan PE, Weissman DE. Nurses' perceptions of pain assessment and treatment in the cognitively impaired elderly. It's not a guessing game. Clin Nurse Spec. 2000; 14: 215-20.

25. Leo R, Pristach C, Streltzer J. Incorporating pain management training into the psychiatry residency programme. Acad Psychiatry. 2003; 27 (1) : 1-11.

26. Liu J, Briggs M, Closs J. Acceptability of Pain Behaviour Observational Methods (PBOMs) for use by nursing home staff. J Clin Nurs. 2011; 20: 2071-3. https: //doi. org/10.1111/j.1365-2702.2010.03671.x.

27. Martin R, Williams J, Hadjistavropoulos T, Hadjistavropoulos H, MacLean M. A qualitative investigation of 'seniors and caregivers' views on pain assessment and management. Can J Nurs Res. 2005; 37: 142-64.

28. McKinstry B, Ashcroft RE, Car J, Freeman GK, Sheikh A. Interventions for improving patients' trust in doctors and groups of doctors. Cochrane Libr. 2006; 3: CD004134.

29. Morone NE, Greco CM. Mind-body interventions for older adults: a structured review. Pain Med. a) 2007; 8 (4) : 359-75.

30. Peisah C, Weaver J, Wong L, Strukovski J. Silent and suffering: a pilot study exploring gaps between theory and practice in pain management for people with severe dementia in residential aged care facilities. Clin Interv Aging. 2014; 9: 1767-74. https: //doi.org/10.2147/CIA.S64598.

31. Ryan C, Murphy D, Clark M, Lee A. The effect of a physiotherapy education compared with a nonhealthcare education on the attitudes and beliefs of students towards functioning in individuals with back pain. An observational, cross-sectional study. Physiotherapy. 2010; 96: 144-50.

32. Schofield P. Guidance on the management of pain in older people. Age Ageing. 2013; 42 (Supp 1) : i1-i57.

33. The British Geriatric Society. Guidance for the management of pain in older adults. Guidelines 1st October. The British Geriatric Society. London, UK; 2013.

34. Shaw S, Lee A. Student nurses misconceptions of adults with chronic nonmalignant pain. Pain Manag Nurs. 2010; 11 (1) : 2-14.

35. Yorkston KM, Bourgeois MS, Baylor CR. Communication and aging. Phys Med Rehabil Clin Neurol Am. 2010; 21 (2) : 309-19.

36. Zwakhalen SM, Hamers JP, Penijenburg RH, Berger MP. Nursing staff knowledge and beliefs about pain in elderly nursing home residents. Pain Res Manag. 2007; 12: 177-84.

知识转化以改善老年人疼痛管理实践　10

Esther Coker and Sharon Kaasalainen

摘　要

　　疼痛管理证据转化为实践的速度很慢，因此，老年人的疼痛仍然没有得到充分的认识和治疗。在老年人疼痛管理方面，已经发现了一些障碍，这些障碍可以通过实施科学（即促进研究结果与政策和实践相结合的方法）来解决。成功的知识转化依赖于使用概念框架来指导循证疼痛管理策略的制订、实施和可持续性。"从知识到行动"框架和"促进卫生服务实施研究行动"框架有助于实现这一目的。

　　知识转化涉及行为改变，尤其是在护士决策方面。应用于疼痛管理的知识转化干预措施包括教育会议、审查和反馈、提醒、意见领袖和变革倡导者、教育拓展和赞赏式探询。解决障碍因素的个体化干预措施有

E. Coker（✉）
Hamilton Health Sciences，Hamilton，ON，Canada

McMaster University School of Nursing，Hamilton，ON，Canada
e-mail：coker@hhsc.ca；cokerme@mcmaster.ca

S. Kaasalainen
McMaster University School of Nursing，Hamilton，ON，Canada
e-mail：kaasal@mcmaster.ca

© Springer International Publishing AG，part of Springer Nature 2018
G. Pickering et al.（eds.），Pain Management in Older Adults，Perspectives in Nursing Management and Care for Older Adults，https：//doi.org/10.1007/978-3-319-71694-7_10

助于疼痛管理指南建议的实施。本章概述了指南应用的决定因素以及影响指南可持续应用的因素。领导层的参与、可信的证据、工作人员的认同与教育、经历一系列"小胜利"，以及监测和反馈都有助于疼痛管理临床实践指南的成功实施。

10.1　概述

老年人疼痛管理极具挑战性，因为老年人往往非常虚弱，合并症较多，药物治疗方案也比较复杂，且更容易患上痴呆等疾病，这些疾病可能会使疼痛评估变得复杂（Savvas et al., 2015）。此外，老年人容易出现骨关节炎疼痛和神经性疼痛，有时还需要术后疼痛管理。疼痛管理实践包括：①疼痛筛查；②对筛查存在疼痛的患者和无法自我报告的患者及时进行适当的综合疼痛评估；③制订综合治疗计划；④药物和非药物干预；⑤对这些治疗和可能的副作用进行持续性评估。

虽然国际上有许多关于老年人疼痛管理的指南和建议，但将证据转化为实践的速度很慢，对疼痛认识不足和治疗不足的现象仍然存在（Douglas et al., 2016; Schofield et al., 2012）。这种现象并非老年人疼痛管理所特有，在儿科疼痛管理领域也存在这种现象（Foster, 2013; Scott-Findlay and Estabrooks, 2006; Stevens, 2009）。事实上，根据 Grimshaw 及其同事（2012）所述，这种未能将研究转化为政策和实践的情况是临床和卫生服务研究中最一致的发现之一。本章旨在探讨促进老年人成功实施疼痛管理实践的策略。

10.2　疼痛管理的障碍

第 9 章概述了最佳疼痛管理实践的一些障碍因素。对疼痛管理相关文献的综合回顾展示了与患者特征、专业知识和教育以及环境相关的障碍（Ortiz et al., 2014）。患者障碍因素包括患者消极的态度和信念、缺乏患者参与、由于认知或言语障碍而无法表达疼痛、漏报疼痛（有时因为疼痛工具不适合）、对镇痛药的态度。专业层面的障碍因素包括教育不足、态度和信念（例如，过于保守的疼痛治疗）、缺乏跨专业合作、接触不到疼痛专家、方法不一致、缺乏记录、缺乏信心、决策错误。组织障碍因素包括工作场所不断变化、工作场所文化和实践、工作负荷大和时间不足、缺乏标准化的疼痛评估和记录工具、疼痛治疗方案不当、执业范围（例如，无法开具处方导致治疗被延误）（Ortiz et al.，2014）。据文献报道，最佳疼痛管理实践的其他障碍因素包括工作人员和领导层的人事变更、老年人疼痛的科学现状、护士的传统临床行为或护士先前的实践（Kaasalainen et al.，2010；Ersek et al.，2016；Carlson，2010）。文献中确定的上述障碍因素可以为实施科学的研究提供参考。

10.3　实施科学

实施科学是对促进研究结果和证据与医疗保健政策和实践相结合的方法的研究。实施科学研究旨在解决有效实施研究结果的障碍（如社会、行为、经济、管理方面的障碍），测试新方法，并确定干预措施与其影响之间的关系（NICHSR，2017）。了解护士和其他利益相关者的行为是持续应用和实施循证干预措施（如疼痛管理实践）的重要因素。

知识转化（KT）是一个旨在改善健康、提供更有效的医疗服务和产品以及加强卫生保健系统的动态且不断迭代的过程（Graham et al.，2006）。知识转化的 4 个要素是：综合、传播、交流、合理应用（Canadian Institutes of Health Research，2016）。

综合是指将各个研究机构关于疼痛评估和管理的研究成果整合到有关该主题的更大知识体系中。其形式可以是文献系统综述、共识或专家小组会议结果，也可以是定性或定量研究结果的综合形式。叙述性综述、荟萃分析、综合集成法和实践指南都是综合的形式（Canadian Institutes of Health Research，2016）。

传播是指有目的地向护士发放疼痛管理信息和资料。其目的是传播信息和相关的循证干预措施。传播涉及如何在利益相关者之间创建、打包、传递和解释疼痛管理信息（NICHSR，2017）。

交流是指疼痛管理研究人员和护理决策者之间协作解决问题的过程。有效的知识交流通过规划、生产、传播和在决策中应用现有的或新的研究结果，从而实现相互学习（Canadian Foundation for Healthcare Improvement，2017）。

合理应用是将疼痛管理知识付诸实践的迭代过程（Canadian Institutes of

Health Research，2016）。对知识转化方案、过程和活动的评价及监测是知识转化过程的关键组成部分。

10.4 知识转化对框架的需求

迄今为止，实施科学的理论基础还非常有限，因此很难确定实施科学成功或失败的原因，以及可以使用哪些策略来获得成功（Nilsen，2015；Rycroft-Mal one et al.，2013）。现在，人们普遍认为需要利用概念框架来描述和测量成功的知识转化过程的组成部分。

Nilsen 的叙述性综述（2015）展示了实施科学中使用的五大理论、模型和框架：①过程模型，包括 Graham 等的"从知识到行动"框架（2006），旨在描述和指导将研究转化为实践的过程；②决定因素框架，包括 Rycroft-Malone 等提出的"促进卫生服务实施研究行动（PARIHS）"框架（2013），该框架解释了障碍因素和促进因素如何影响实施结局；③经典理论，包括 Rogers 的创新扩散理论（2003），该理论源自其他领域并解释了实施的各个方面；④实施理论；⑤评价框架。

Milat 和 Li（2017）对将研究证据转化为政策和实践的框架进行了综述。他们确定了 41 个框架和模型，这些框架和模型起源于不同的领域，即实施科学、基础科学、医学科学、卫生服务研究和公共卫生等领域。他们认为，有两个模型特别适合应用于卫生服务研究领域，即"从知识到行动"框架（Graham et al.，2006）和 PARIHS 框架（Rycroft-Malone et al.，2013）。这两种模型相互补充，可应用于疼痛管理知识的转化。下面依次介绍这两种模型。

10.4.1 "从知识到行动"框架

简而言之，"从知识到行动"框架由两部分组成。首先是知识创造"漏斗"，在这个漏斗中，从知识探究到知识综合，再到知识工具的创造，知识变得越来越精细化。此外，还有一个行动周期，包含 7 个阶段，也受知识漏斗的影响。该周期的要素可以同时或依次发生，包括：①问题识别和审查选定的知识；②使知识适应具体情境；③评估知识使用的障碍因素；④实施个体化的干预措施；⑤监督知识使用；⑥评价结果；⑦维持知识使用（Graham et al.，2006）。

10.4.2 "促进卫生服务实施研究行动"框架

PARIHS 框架考虑了 3 个核心要素，即证据、背景和促进，它们是动态、相互关联的。从本质上讲，成功的实施依赖于以下几个方面的互动：①对护士来说可靠且有意义的证据，这些证据可能来自研究、临床经验、患者、患者家属以及当地的背景和环境；②可接受的背景（例如，环境、决策过程、权力和权威、领导力、文化、评价和测量）；③适当促进实施过程（Rycroft-Malone et al.，2013；Brown and McCormack，2005）。PARIHS 框架的每一个核心要素都要经过审议。

10.5　证据

10.5.1　第一代和第二代知识

从知识到行动的知识创造包括 3 个阶段（Graham et al.，2006）。知识探究代表未经提炼的第一代知识——数百项关于疼痛管理的原始研究。第二代知识是这些研究的综合。例如，Zwakhalen 及其同事（2006）对重度痴呆患者疼痛评估工具进行的系统评价，以及 Herr 及其同事（2011）对无法自我报告的患者进行疼痛评估的立场声明。便于用户理解的指导概要，如临床实践指南、治疗框架和其他辅助工具，代表了第三代知识。

10.5.2　第三代知识

临床实践指南（CPG）或最佳实践指南（BPG）旨在将现有的最佳疼痛证据应用于临床实践中，规范实践，促进护士提供一致的护理工作。例如，美国医师学会（2012）、美国哈特福德老年护理研究所（Horgas et al.，2012）、澳大利亚疼痛协会（2005）和美国老年医学会持续性疼痛管理小组（2002）发布的指南。然而，尽管卫生保健组织在制定和应用 CPG 方面付出了巨大的努力，但护士所掌握的知识和他们的临床实践之间仍然存在很大差距（Saunders，2015）。尽管这些指南通过一系列指导性建议促进了将临床护理决策研究转化为实践的进步，但目前尚不清楚如何鼓励他们将其付诸实践（Saunders，2015）。实施不一致的部分原因可能是其形式并不适用于临床实践——总结和综合的证据需要以适应其使用环境的形式进行简明翻译和包装。

Saunders（2015）提出，可以通过创建疼痛管理护理（PMN）集束化护理来完成翻译和包装。集束化护理是一套基于证据的实践，如果实施方式可靠，将能够改善患者预后。集束化护理包通常括 3 ~ 5 项核心干预措施。严格监管下的集束化护理被记录在案。

芬兰的一家大型大学医院通过集束化护理来提高 CPG 在术后疼痛管理中的应用。成功实施的策略包括：将 CPG 转化为 6 项可操作的核心护理干预措施；将集束化护理包嵌入健康记录的电子文档中（该文档还可作为审查工具）；进行试点测试并根据测试结果进行相应修订；培训和识别超级用户，并成立一个工作小组来监督该项目，该工作小组定期召开会议以评价和沟通依从情况。实施集束化护理的初步结果是积极的，并计划将其推广到其他服务机构（Saunders，2015）。相比之下，Ersek 及其同事试图将指南嵌入框架中，但并没有改变疼痛护理实践。实施的障碍因素包括工作人员和管理层的人事变更、态度、缺乏变革准备以及流程缺陷（Ersek et al.，2016）。

在一些研究中，已发表的 CPG 被用作评估当前实践和指导变革的标准（Savvas et al.，2015；Song et al.，2015）。CPG 经常被制作成便于使用的格式，通常是一份清单。Kaasalainen 及其同事（2012）在长期护理实践中成功实施了一项基于 BPG 的疼痛管理方案，该方案的实施结合了链接访问、疼痛团队、提醒、变革倡导者以及审查和反馈等多种手段。变革倡导者和疼痛团队是实施成功的关键。

10.6 背景

10.6.1 决策

知识转化涉及卫生保健机构中护士的行为改变。理想情况下，行为改变应基于护士影响疼痛管理决策的能力，而不是通过一个流程驱动的过程（Scott-Findlay and Estabrooks，2006）。根据 Scott-Findlay 和 Estabrooks（2006）的研究，护士在疼痛管理方面的决策受到许多利益相关者（例如，管理人员、同行、学生、患者和患者家属）的影响，有时甚至是以相互竞争的方式影响。在知识转化过程中，必须考虑到研究结果以外的影响因素——个人偏好、专业团体规范以及与疼痛管理相关的决策环境的价值观。这不是一个简单的填补知识或研究空白的问题。

Scott-Findlay 和 Estabrooks（2006）指出，将研究结果应用于实践需要行为改变——尤其是决策方面的行为改变，但是这很复杂。对于基于儿科疼痛管理的知识转化工作，他们建议制订策略，将研究融入同行之间的合作中，因为护士更愿意参与其中来获取知识和解决问题（Scott-Findlay and Estabrooks，2006；Estabrooks et al.，2005）。让受人尊敬和信任的同事参与进来，能够促进疼痛管理研究结果在决策中发挥更大作用。

10.6.2　领导力

在一项多案例研究中，Etheridge 等（2014）研究了长期护理中 4 项最佳实践创新的实施情况——两项成功，两项失败——以了解领导者如何使用参与式而非专制式的方法来"让事情发生""促进事情发生"和"适应事情发生"（Greenhalgh et al.，2004）。他们的发现可应用于疼痛管理方案的实施，具体的疼痛管理方案包括减少约束、预防便秘以及在一定程度上改善失禁和预防跌倒。"让事情发生"以一种有计划、有序、科学的方式影响变革进程，在成功的案例中，向工作人员展示了对质量的坚定承诺。"促进事情发生"涉及通过社会或技术手段实现、协商和影响，在成功的案例中，向工作人员提供了这些类型的激励资源。在"适应事情发生"中，变革进程受到计划外和不可预测事件的影响。在成功的案例中，这允许工作人员发挥创造力，根据环境调整方案，并鼓励工作人员参与。成功实施的案例有以下共同点：变革进程是由对变革有强烈愿望的工作人员在病区发起的，且得到了管理者的支持；初期的小成功保证了持续的参与。以下因素是实施不成功的原因：新方案是许多竞争项目之一；没有征求工作人员的意见，因此没有得到支持；不相信工作人员的知识和技能，随着项目的推进，没有评估结局或发布成果，也没有对实施情况进行监督（Etheridge et al., 2014）。

Fleiser 等（2016）对病区管理者为持续实施 BPG 而采用的策略进行了定性案例研究。他们研究了急症医院系统中的 4 个病区，其中 3 个病区已经实施 BPG，且具有不同程度的可持续性。在持续实施 BPG 的病区，两个管理者使用了特定的策略：将 BPG 作为病区的优先事项，并强调将 BPG 建议作为实践标准。6 项具体措施对 BPG 的可持续性产生了积极影响。第一，领导团队强调实践变革的基本原理，并延长实施时间，以确保变革能够完全融入实践。第二，他们在新员工培训时介绍了 BPG 的建议，为工作人员提供定期教育，并举行额外的教育会议来解决实践中的问题。第三，他们使用口头提醒和视觉提醒系统（在患者统计板上使用不同颜色编码的磁铁）。第四，交接班时管理者在场，这样能够促进讨论，护士之间可以相互学习。第五，通过审查和反馈来评价效果，旨在通过本病区收集的数据来补充医院系统生成的数据，从而确保持续改进。第六，管理者试图通过将最佳实践嵌套在其他现有的或新的项目中来保证最佳实践，而不是将其作为独立的项目进行管理。

Jeffs 等（2016）还研究了病区管理者的作用，特别是在鼓励工作人员参与质量改进工作方面的作用。第一个主题是，通过交谈使工作人员能够参与并在质量改进项目中起带头作用。第二个主题是，灵活安排时间，使工作人员有足够的时间来管理质量问题。繁忙的临床环境会使临床医师无法完全投入到质量改进工作中。

10.7 促进

目前，护理文献中尚没有足够的证据来指导策略的制定，而这些策略被希望能够提高护士在实践中应用疼痛研究的能力或改变他们在疼痛管理领域的决策行为。由于缺乏疼痛管理实施策略的高质量系统评价，因此干预措施的选择缺乏理论基础。然而，目前已经报道了一些关于疼痛管理知识转化的策略，并且已被单独或联合应用于实践中。Cochrane 有效实践与照护小组（Effective Practice and Organization of Care，EPOC）小组（2015）通过系统评价确定了一些知识转化干预措施，我们对这些干预措施进行了审查，Swafford 等（2009）

和 Yost 等（2010）报道了结果。

10.7.1 框架的实施

在两项关于疼痛管理实践质量改进的研究中，报道了系统的过程改进框架的实施，例如"计划、执行、研究、行动"。通常对当前的实践进行评价，并制订一个具有可测量目标的行动计划（Swafford et al., 2009）。

10.7.2 教育会议

护士可以参加学术会议、在职教育课程或研讨会。Drake 和 Williams（2017）针对护理教育干预对医院急性疼痛临床结局的影响进行了系统评价。该系统评价始于 Twycross（2002）的高质量综述中断后。他们认为，在急性疼痛管理的护理教育中应用行为改变技术可能会影响临床结局。他们还认为，行为改变的组成部分，如情感、内在动机、职业认同以及执行具体干预措施对护士的意义，能够使未来的护理疼痛管理干预措施更加全面，而不仅仅是提供信息和技能培训。例如，增强对痴呆老年人疼痛经历的同理心，就是一个将情感作为干预目标从而改变行为的例子。12 项符合标准的研究促成了这些发现。总体来说，记录的频率显著提高，而且一些研究表明，记录的全面性有所提高。然而，患者的疼痛评分并未因教育和培训而必然下降，患者对疼痛管理的总体满意度也并未因此而提升。

大多数研究使用了各种教学和互动方法，其中包括角色扮演或小短剧、小组讨论、信息反馈以及持续支持，这些干预措施涵盖了与卫生保健行为改变有关的许多领域（Michie et al., 2005）。教育干预所针对的领域包括：知识；技能；职业角色认同；自我效能；成功的信念；动机和目标；记忆力、注意力和决策能力；环境资源；社会影响；情绪；行为监管；行为的本质（Drake and Williams, 2017; Michie et al., 2005）。

10.7.3 审查和反馈

审查和反馈旨在通过审查健康记录或观察总结一段时间内的临床表现，从而改变护士的行为。反馈和行动计划基于审查结果（Grimshaw et al., 2012）。在 Drake 和 Williams 综述（2017）中的一些研究中，定期收集数据，并根据反馈对初始行动计划进行调整（Swafford et al., 2009）。在一项关于术后患者疼痛未缓解的研究中，护士认为他们的疼痛管理实践是充分的，由于没有改变的动力，这被视为循证疼痛管理实践的潜在阻力（Carlson, 2010）。在这种情况下，对当前表现的审查和反馈有助于刺激行为改变（Grimshaw et al., 2012）。

10.7.4　提醒

提醒可以是口头的、书面的或电子化的，用于提示护士遵守疼痛管理指南。Douglas 及其同事发展了一种疼痛识别工具（该工具提供了一种结构化的疼痛评估方法），并将该工具嵌入疼痛资源包中。该疼痛资源包通常与研讨会和小组活动结合使用。虽然工作人员发现该工具具有临床实用性，但这些综合干预措施在改善结果方面仅部分有效（Douglas et al., 2016）。护士可以通过结构化电子文档系统记录疼痛评估和干预措施（Song et al., 2015）。嵌入疼痛评估工具、定时提醒以及用药后疼痛再评估提醒都可以起到提示作用。

10.7.5　意见领袖和变革倡导者

意见领袖是具有教育影响力的同事，他们能够影响知识、态度、社会规范和行为。意见领袖是同级同事中的非正式领导者，通常与外部沟通交流比较多，他们富有创新精神且平易近人（Grimshaw et al., 2012）。

在一项关于在长期护理中引入循证疼痛管理方案的研究中，APN（包括临床护理专家和 NP）被定位为变革倡导者——支持、推动创新的人。这些 APN 能够组合应用其他知识转化干预措施，包括教育拓展、提醒以及图表审查和反馈（Kaasalainen et al., 2015）。在一项关于护士实践知识来源的研究中，结果提示，护士咨询 APN 的可能性低于咨询与他们一起工作的其他护士的可能性（Estabrooks et al., 2005）。这可能会对确保与非正式护理领导者的积极的知识交流产生影响。

10.7.6 教育拓展

教育拓展是指经过训练的专业人员与护士在工作场所会面，旨在改变实践（Grimshaw et al., 2012）。在疼痛管理领域，教育拓展通常采用疼痛团队的形式。

Feldman 等（2016）描述了一个由 3 名姑息治疗医师组成的疼痛团队，他们在一家大型综合护理医院提供疼痛和姑息治疗咨询，同时还负责一个老年内科急症病房。急诊科团队认为其自身无法做出疼痛管理的决策，因此在一个试点项目实施的 6 个月中，疼痛团队成员每日参加查房，以扩展他们的工作范畴。疼痛团队融入跨专业急性护理团队中，增加了急性护理团队的信心。通过建立积极和互相信任的关系，疼痛团队的角色转变为协作而不是咨询。

在 Swafford 等（2009）的文献综述中发现，在大多数关于长期疼痛护理质量改进的研究中都组建了一个基于督导的疼痛团队，以监督与疼痛评估和管理相关的过程变革的计划与实施。在 5 个养老院中任用了疼痛变革倡导者，其目的是改善对疼痛管理标准的依从性。疼痛变革倡导者接受额外的培训，而且他们通常是疼痛团队成员（Savvas et al., 2015）。

10.7.7 赞赏式探询

Kavanagh 等（2008）研究了赞赏式探询（AI）在疼痛管理护理中作为知识转化干预的潜力。在寻找改进实践的方法时，AI 侧重于组织的优势而不是劣势。这对护士很有吸引力，因为传统的解决问题的方法存在打击士气并带有惩罚性等缺陷，可能导致护士对变革产生抵触心理。AI 与 PARIHS 框架的要素是一致的；因此，这种知识转化干预措施是以理论为基础的，而理论是推进医疗保健知识转化不可或缺的部分。

Kavanagh 等认为（2008），AI 过程包括：与护士在其病区举行研讨会，在第一阶段，即"发现"阶段中引入一个肯定性的话题，询问在疼痛管理实践中哪些措施是有效的；在下一阶段，即"梦想"阶段，参与者将选择能够使他们实践循证疼痛管理的关键要素；在"设计"阶段，护士会明确表达他们在其病房中应用疼痛管理证据的愿景；在最后一个阶段，即"实现"阶段，他们将制订一个可实现的行动计划。护士更喜欢通过与同事交流来获得知识（Estabrooks et al.,

2005），因此，研讨会可能是传统的传授疼痛管理实践知识方式的替代方案。

10.7.8 个体化干预措施

个体化干预措施是在调查了当前专业实践的实施因素以及新实践的阻碍因素后制订的干预措施。一项系统评价表明，这种干预措施可以改善专业实践，虽然效果不太显著（Baker et al.，2015）。另一项系统评价认为，将已确定的障碍因素与选择的干预措施结合起来，同时征求工作人员对干预措施可接受性的意见，能够改变卫生保健提供者的行为（Colquhoun et al.，2017）。

Higuchi 等进行了一项为期 3 年的多中心指南实施研究（2017），其中包括有关疼痛管理的指南和其他指南，参与者认为，在临床实践中应用指南的一些障碍因素包括：①工作量增加；②优先事项冲突；③难以监测进展情况。与工作人员相关的挑战包括计划和安排有意义的教育课程，组织层面的障碍因素包括基础设施变化和管理层的变动（Higuchi et al.，2017）。

Ploeg 等（2007）发现，指南实施的障碍因素包括工作人员消极的态度和信念、指南建议在组织结构和流程中的整合有限、时间和资源限制，以及组织和系统层面的变化。如果干预措施能够针对这些变革障碍因素进行调整，那么遵守指南建议的依从性可能会增加（Baker et al.，2015；Colquhoun et al.，2017）。22 个组织实施指南（包括疼痛评估指南和其他 6 个指南）的促进因素包括：①在小组中学习指南；②工作人员积极的态度和信念；③领导层的支持，包括对目标的支持以及提供人力和其他资源；④来自病区的变革倡导者；⑤团队合作和协作；⑥财政支持；⑦机构间协作（Ploeg et al.，2007）。

10.8 持续变革

根据 Rogers 的创新扩散模型，接受、采纳和应用一项创新（如疼痛管理指南）的决定更多地受到护士对该指南看法的影响，而不是受外部评价的影响（Rogers，2003）。指南的相对优势（即是否被认为优于当前实践）、与组织价值观和能力的一致性及其复杂性（即使用难度）都会影响采用率（Rogers，2003）。

NHS 的可持续性模型（Maher et al., 2007）概述了实践变革可持续性的一些预测因素。按影响顺序，分别是：①高级领导的参与；②临床领导的参与；③工作人员的参与和培训，以保证变革的可持续性；④工作人员为持续变革而采取的行动；⑤可持续性的组织基础设施；⑥证据的可信度；⑦除了帮助患者以外的获益；⑧符合组织的战略目标和文化；⑨改进过程的适用性；⑩监测进展系统的有效性。

Higuchi 等（2017）在研究中指出，在 8 个研究场所实施指南的研究者通过一些行动来支持上述 10 个因素。通常包括发展外部合作关系、开发监测成效的系统、绘制审计图表、分享进展、开发资源和教育课程以及修订政策和制度。

结　论

目前已经确定了老年人疼痛管理的几个障碍，而这些障碍可以通过实施科学来解决。成功的知识转化依赖于使用概念框架来指导循证疼痛管理策略的制订、实施和可持续性。"从知识到行动"框架和"PARIHS"框架有助于实现这一目的。

知识转化涉及行为改变，尤其是护士决策方面。应用于疼痛管理的知识转化干预措施包括教育会议、审查和反馈、提醒、意见领袖和变革倡导者、教育拓展和赞赏式探询。解决障碍因素的个体化干预措施有助于疼痛管理指南建议的实施。本章概述了指南应用的决定因素以及影响指南可持续应用的因素。领导层的参与、可信的证据、工作人员的认同和教育、经历连续的"小胜利"，以及监测和反馈都有助于疼痛管理临床实践指南的成功实施。

参考文献

1. American Geriatrics Society Panel on Persistent Pain in Older Persons. Management of persistent pain in older persons. J Am Geriatr Soc. 2002;50(6 Suppl):S205–24.
2. American Medical Directors Association. Pain management in the long term care setting. American Medical Directors Association (AMDA); 2012.
3. Australian Pain Society. Pain in residential aged care facilities-management strategies. 2005.

https://www.apsoc.org.au/publications.

4. Baker R, Camosso-Stefinovic J, Gillies C, Shaw EJ, Cheater F, Flottorp S, et al. Tailored interventions to overcome identified barriers to change: effects on professional practice and health care outcomes. Cochrane Database Syst Rev. 2015. https://doi.org/10.1002/14651858. CD005470. pub3.

5. Brown D, McCormack B. Developing postoperative pain management: utilising the promoting action on research implementation in health services (PARIHS) framework. Worldviews Evid- Based Nurs. 2005;2(3):131–41. https://doi.org/10.1111/j.1741-6787.2005.00024.x.

6. Canadian Foundation for Healthcare Improvement. Glossary of knowledge exchange terms. 2017. http://www.cfhi-fcass.ca/PublicationsAndResources/ResourcesAndTools/ GlossaryKnowledgeExchange.aspx.

7. Canadian Institutes of Health Research. Knowledge translation. 2016. http://www.cihr-irsc. gc.ca/e/29418.html.

8. Carlson C. Prior conditions influencing nurses' decisions to adopt evidence-based postoperative pain assessment practices. Pain Manag Nurs. 2010;11(4):245–58. https://doi. org/10.1016/j. pmn.2009.05.003.

9. Colquhoun HL, Squires JE, Kolehmainen N, Fraser C, Grimshaw JM. Methods for designing interventions to change healthcare professionals' behaviour: a systematic review. Implement Sci. 2017;12(1):30. https://doi.org/10.1186/s13012-017-0560-5.

10. Douglas C, Haydon D, Wollin J. Supporting staff to identify residents in pain: a controlled pretest- posttest study in residential aged care. Pain Manag Nurs. 2016;17(1):25–37. https:// doi. org/10.1016/j.pmn.2015.08.001.

11. Drake G, Williams AC. Nursing education interventions for managing acute pain in hospital settings: A systematic review of clinical outcomes and teaching methods. Pain Manag Nurs. 2017;18(1):3–15. https://doi.org/10.1016/j.pmn.2016.11.001.

12. EPOC Taxonomy. Effective practice and organisation of care (EPOC). 2015. https://epoc. cochrane. org/epoc-taxonomy.

13. Ersek M, Neradilek MB, Herr K, Jablonski A, Polissar N, Du Pen A. Pain management algorithms for implementing best practices in nursing homes: results of a randomized controlled trial. J Am Med Dir Assoc. 2016;17(4):348–56. https://doi.org/10.1016/ j.jamda.2016.01.001.

14. Estabrooks CA, Rutakumwa W, O'Leary KA, Profetto-McGrath J, Milner M, Levers MJ, et al. a) Sources of practice knowledge among nurses. Qual Health Res. 2005;15(4):460–76.

15. Etheridge F, Couturier Y, Denis J, Tremblay L, Tannenbaum C. Explaining the success or failure of quality improvement initiatives in long-term care organizations from a dynamic perspective. J Appl Gerontol. 2014;33(6):672–89. https://doi.org/10.1177/0733464813492582.

16. Feldman K, Berall A, Karuza J, Senderovich H, Perri G, Grossman D. Knowledge translation: an interprofessional approach to integrating a pain consult team within an acute care unit. J Interprof Care. 2016;30(6):816–8. https://doi.org/10.1080/13561820.2016.1195342.

17. Fleiszer A, Semenic S, Ritchie J, Richer M, Denis J. Nursing unit leaders' influence on the longterm sustainability of evidence-based practice improvements. J Nurs Manag. 2016;24(3):309https://doi.org/10.1111/jonm.12320.

18. Foster R. Our incredible failure to incorporate evidence about pediatric pain management into clinical practice. J Spec Pediatr Nurs. 2013;18(3):171–2. https://doi.org/10.1111/jspn.12039.

19. Graham ID, Logan J, Harrison MB, Straus SE, Tetroe J, Caswell W, Robinson N. Lost in knowledge translation: time for a map? J Contin Educ Heal Prof. 2006;26(1):13–24. https://doi. org/10.1002/chp.47.

20. Greenhalgh T, Robert G, Macfarlane F, Bate P, Kyriakidou O. Diffusion of innovations in service organizations: systematic review and recommendations. Milbank Q. 2004;82(4):581–629. https://doi.org/10.1111/j.0887-378X.2004.00325.x.

21. Grimshaw J, Eccles M, Lavis J, Hill S, Squires J. Knowledge translation of research findings. b)Implement Sci. 2012;7:50. https://doi.org/10.1186/1748-5908-7-50.

22. Herr K, Coyne PJ, McCaffery M, Manworren R, Merkel S. Pain assessment in the patient unable to self-report: position statement with clinical practice recommendations. Pain Manag Nurs. 2011;12(4):230–50. https://doi.org/10.1016/j.pmn.2011.10.002.

23. Higuchi KS, Davies B, Ploeg J. Sustaining guideline implementation: a multisite perspective on activities, challenges and supports. J Clin Nurs. 2017;26:4413–24. https://doi.org/10.1111/jocn.13770.

24. Horgas AL, Yoon SL, Grall M. Pain management. In: Boltz M, Capezuti E, Fulmer T, Zwicker D, editors. Evidence-based geriatric nursing protocols for best practice. 4th ed. New York: Springer; 2012. p. 246–67.

25. Jeffs L, Indar A, Harvey B, McShane J, Bookey-Bassett S, Flintoft V, et al. Enabling role of manager in engaging clinicians and staff in quality improvement: being present and flexible. J Nurs Care Qual. 2016;31(4):367–72. https://doi.org/10.1097/NCQ.0000000000000196.

26. Kaasalainen S, Brazil K, Coker E, Ploeg J, Martin-Misener R, Donald F, et al. An action-based approach to improving pain management in long-term care. Can J Aging. 2010;29(4):503–17. https://doi.org/10.1017/S0714980810000528.

27. Kaasalainen S, Brazil K, Akhtar-Danesh N, Coker E, Ploeg J, Donald F, et al. The evaluation of an interdisciplinary pain protocol in long term care. J Am Med Dir Assoc. 2012;13(7):664. e1–8. https://doi.org/10.1016/j.jamda.2012.05.013.

28. Kaasalainen S, Ploeg J, Donald F, Coker E, Brazil K, Martin-Misener R, et al. Positioning clinical nurse specialists and nurse practitioners as change champions to implement a pain protocol in long-term care. Pain Manag Nurs. 2015;16(2):78–88. https://doi.org/10.1016/j.pmn.2014.04.002.

29. Kavanagh T, Stevens B, Seers K, Sidani S, Watt-Watson J. Examining appreciative inquiry as a knowledge translation intervention in pain management. Can J Nurs Res. 2008;40(2):40–56.

30. Maher L, Gustafson D, Evans A. Sustainability model and guide. NHS Institute for Innovation and Improvement; 2007.

31. Michie S, Johnston M, Abraham C, Lawton R, Parker D, Walker A. Making psychological theory useful for implementing evidence based practice: a consensus approach. Qual Saf Health Care. 2005;14(1):26–33. https://doi.org/10.1136/qshc.2004.011155.

32. Milat A, Li B. Narrative review of frameworks for translating research evidence into policy and practice. Public Health Res Pract. 2017;27:2711704. https://doi.org/10.17061/phrp2711704.